ゴールデンライン

美しい姿勢をつくる44のレッスン

伊集院鍼灸整骨院 院長　伊集院博

あなたを変えるゴールデンライン

私はいま、千葉県で整骨院・整体院を２店舗経営しています。患者さんの９割は女性で、頭痛や首・肩のこり、腰痛などを訴える方のほか、猫背や巻き肩、反り腰、骨盤のゆがみやＯ脚などを治したい方に施術しています。

痛みの有無にかかわらず、当院では最初に体の正面、後面、側面の写真を撮り、ゆがみをチェックします。体のゆがみが不調の原因であると考えているからです。

運動習慣のない女性は、20歳前後をピークに筋肉量が低下しはじめ、重力に対する抵抗力が弱まって姿勢が悪化します。最近は長時間のデスクワークやリモートワークの影響で、体がゆがんだまま固定されている方が増えました。

実際に初めて来院された方の写真を見ると、頭の位置や背骨のカーブ、骨盤の傾き、膝や足首の位置に何らかの問題を抱えていることがほとんどです。
また、妊娠や出産によって猫背や反り腰になり、そのまま戻らない方もたくさんいらっしゃいます。私は、こうした姿勢に問題を抱えるアラフォー世代の女性に向けて、この本を書きました。

メインテーマである「ゴールデンライン」は、女性がもっとも美しく見える姿勢です。年齢を重ねてもこの姿勢をキープすることで、見た目の美しさを維持できるだけでなく、体の不調が改善されることも少なくありません。若さを保ち続けている女性は、重力に対して抵抗力を持っているともいえます。

ゴールデンラインをキープする方法は「自分の体のクセやゆがみを知ること」「適切なストレッチ、エクササイズをすること」です。

このふたつの実践法を、これから紹介します。あなたの悩みが解消され、本来の美しさが戻ってくることを願っています。

伊集院鍼灸整骨院 院長　**伊集院 博**

contents

Chapter
2

エロンゲーションでさらなる美を追求

Chapter

3

バレエの動きで美を磨く

Chapter 1

ゴールデンラインで美しさを取り戻す

まずは自分の姿勢と、姿勢の悩みが起こる原因を知りましょう。ひとりで手軽にできるストレッチ・エクササイズも紹介します。

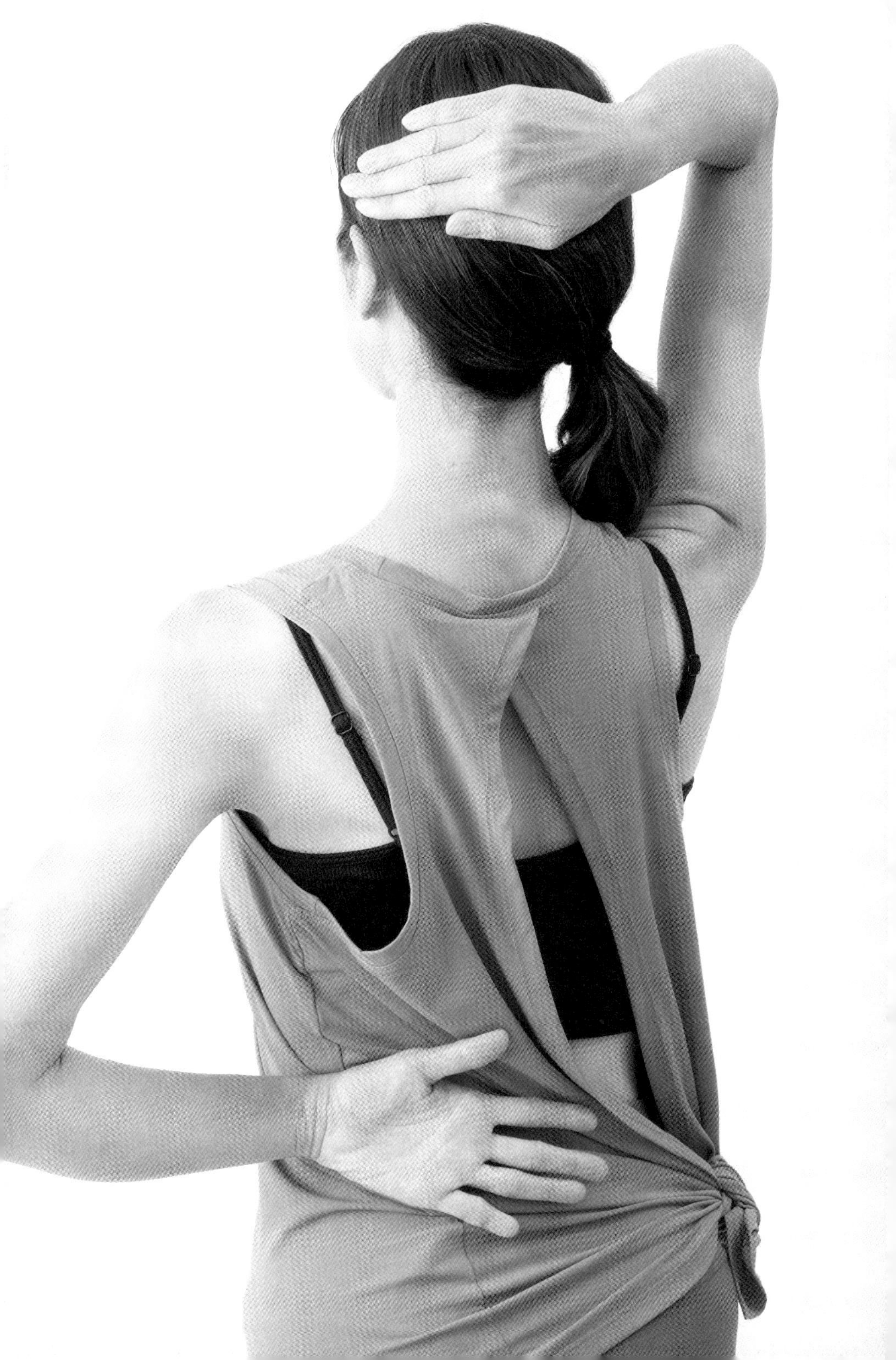

いつまでも美しい人の秘密

歳を重ねても美しさをキープしている人と、老け込んでしまう人との最大のちがいは姿勢です。背筋がまっすぐに伸びていると、健康的に見え、印象は大きく変わります。

「若く見せたいなら、背骨をまっすぐにすればいいんでしょ？」と思うかもしれませんが、背筋がまっすぐに伸びた美しい姿勢を持続するのは、なかなか簡単ではありません。

そもそも、背骨はまっすぐの形をしているわけではないのです。人間の体は、横から見ると「生理的湾曲」という、なだらかなS字カーブを描いています。重力を分散させ、背骨の一箇所だけに負荷を集中させないためです。

単純に背骨をまっすぐにすることだけを意識すると、肩や背中に余計な力

ゴールデンライン

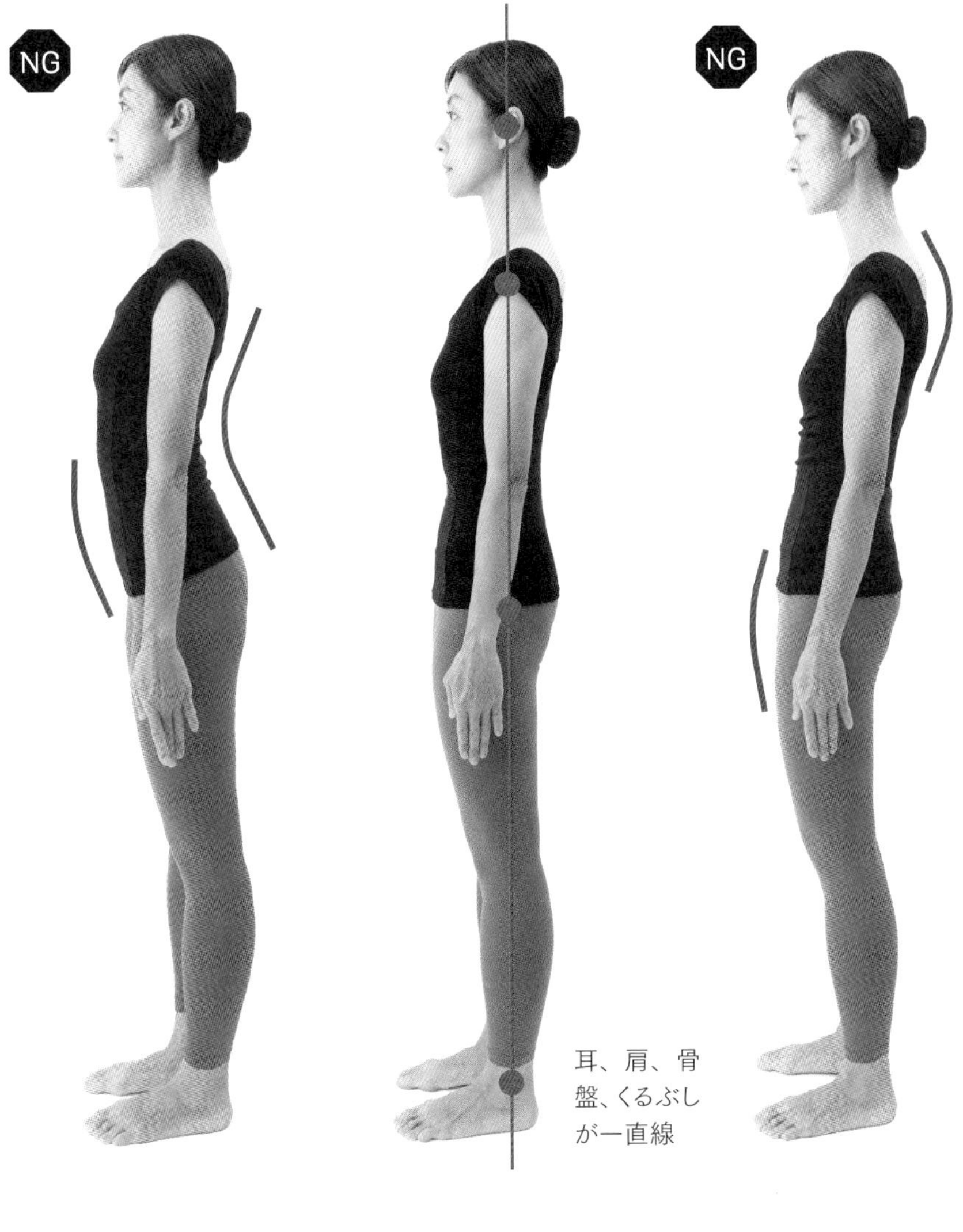

がかかってしまうため体がつらくなるばかりか、ますます美しくない姿勢になってしまうこともあります。

バレリーナやモデルさんをはじめとする「姿勢の美しい人」は、ゴールデンラインがしっかりと形成されています。これは、横から見たときに耳、肩、骨盤、くるぶしを結ぶラインが一直線に並んでいる状態です。

凛とした美しい姿勢、細くしなやかな美脚といった、憧れのプロポーションの基本となるのは、このゴールデンラインです。

ところが、加齢や出産による骨格のゆがみや筋肉の衰え、長年の習慣やクセなどのせいで、ゴールデンラインをつくるのは難しくなっていきます。

そして、美しくない姿勢を象徴するのが猫背です。背中が丸くなるのは当然ですが、そのほかにも反り腰になって、くびれはなくなり、下腹がぽっこり出て、太ももが太くなり足がむくむなど、悪循環に陥りやすくなります。

エステやマッサージで一時的・部分的に問題を解決しても、やがて元に戻ってしまうでしょう。

猫背とは？

人間の体は、約２００もの骨で形成されています。太くて長い骨から小さな骨までさまざまです。

背骨もまたいくつかの骨の集合体です。具体的には、上から頸椎《けいつい》が7個、胸椎《きょうつい》12個、腰椎《ようつい》５個、仙骨《せんこつ》が1個という構成になっています。

猫背とは胸椎の部分、すなわち背中の部分が丸まっている状態を指します。頸椎は前にカーブ（前弯《ぜんわん》）しており、背中の部分にあたる胸椎は後ろにカーブ（後弯《こうわん》）しているのですが、猫背は、この後ろカーブがより強い状態です。猫背が進行すると両肩が内側に巻き込まれ、顎が前方へ突き出た状態になります。

そもそも、生まれつき猫背の人はいません。猫背は、長く生活していくな

背骨の構造

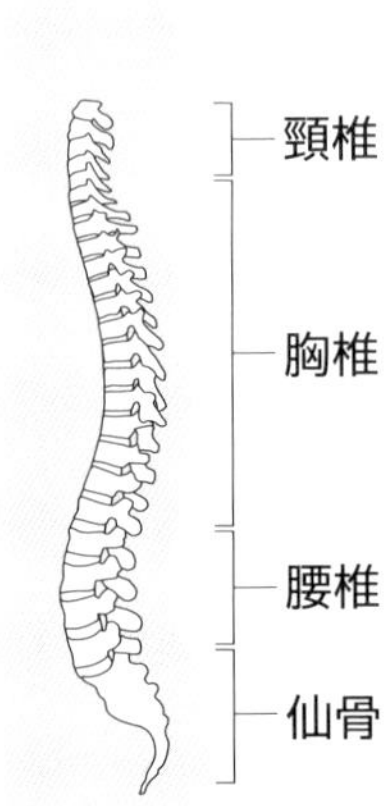

一般的に「背骨」と呼ばれるが、正式には脊椎という。頸椎と腰椎は前に丸まっており（前弯）、胸椎は後ろに丸まっている（後弯）ため、横から見るとS字になっている。

かで習慣化してしまうものです。

たとえば、1歳から2歳くらいの歩き始めの幼児は、体全体に対して頭がとても重く、その重さを支えるだけの筋力が十分にありません。そのため、頭の位置が体の中心にくるように立ち、バランスを取りながら歩こうとします。このとき、背筋はまっすぐ伸びています。

ところが、小学生以上になると筋力がついてくるので、背中を丸めていても頭を支えることはできるようになります。スマホやゲームにのめり込む子が多いせいか、最近は小・中学生の猫背が増えています。

猫背の悪印象

明るく元気で健康的な人ほど胸を張り、背筋がピンと伸びていてきれいな姿勢を維持し続けています。

一方、ラクな姿勢ばかりとっていると筋力が衰え、猫背になり、見た目の印象もまたガラリと変わります。まず、顔が前に突き出て大きく見え、首は短く見えてしまいます。

鎖骨がくっきり浮かび上がっていると、それだけではつらつとした美しさを感じさせてくれますが、猫背だと肩甲骨が外へ広がり、背中が大きく見え、そのぶん、鎖骨が見えづらくなってしまいます。バストも下がってお腹もぽっこり、お尻が垂れ、太ももは太くなるなどの負の連鎖が起こりやすくなります。

猫背姿勢

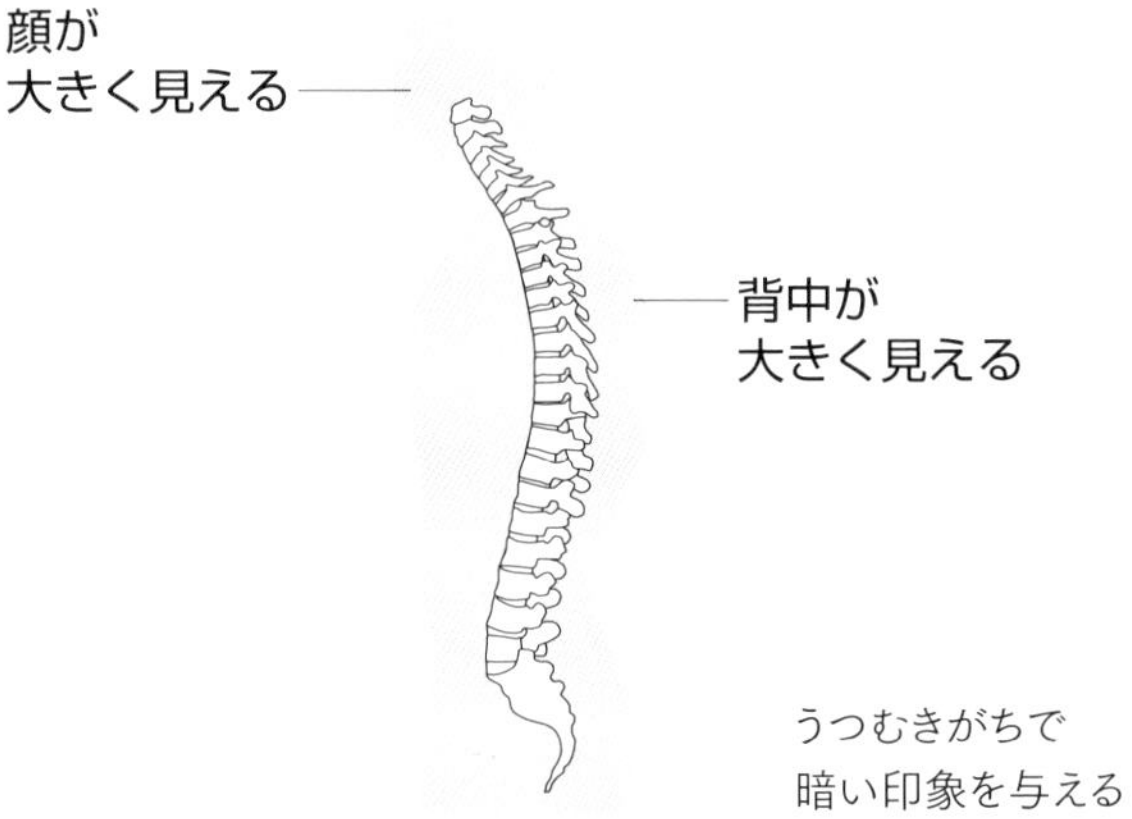

実際、猫背の人は、ゴールデンラインが保たれている美しい姿勢よりも、10歳以上老けて見えるといわれています。

猫背になると、姿勢がうつむき加減になってしまうため、疲れていそう・自信がなさそうな印象も与えます。ダルそうに見え高級ブランドの服を着ても似合わず、どんなに整った顔もだらしない印象になります。

人の第一印象は３秒で決まるといわれ、姿勢や見た目で人となりを判断されがちです。悪い印象を与えないためにも、猫背は早めに改善しておきたい要注意の姿勢なのです。

猫背の悪影響

正しい姿勢を維持するため、筋肉や骨格は重要な役割を果たしていますが、猫背の人はそのバランスが崩れています。たとえば、頭の位置が前にずれると、肩や首に負荷がかかってコリや痛みが生じます。腰痛がひどくなることもあります。これが倦怠感や慢性疲労にもつながるのです。

とくに猫背・なで肩の女性は、胸郭《きょうかく》出《で》口《ぐち》症候群《しょうこうぐん》を患う可能性があります。胸郭とは、肋骨、胸骨、胸椎で構成される胸部の骨格で、その周辺の神経や血管が圧迫されて肩や手にしびれや痛みが生じる病気です。

猫背は呼吸にも影響します。呼吸は体に十分な酸素を取り込んで細胞の活動を活性化させたり、自律神経の働きを調整したりする作用があります。猫背の姿勢では呼吸が浅くなってしまい、十分な酸素を取り込めなくなります。その結果、自律神経が乱れてイライラしやすい・ネガティブ思考になりがちといった悪影響をおよぼす可能性があります。

さらに、猫背の姿勢では胃や腸が圧迫され、消化・吸収・排泄の働きが低下する可能性もあります。体全体の約70％もの免疫細胞が存在する腸の機能が低下すると、免疫力がおのずと下がります。また、内臓が下がることで子宮や卵巣が圧迫されます。

全身の筋肉が正しく使われないため、筋肉量は低下します。その影響で代謝も悪くなり、太りやすくなります。

このように、猫背は見た目だけでなく体に不調をきたすおそれがあります。見た目が悪くなり、体調も悪化すれば、健康的な精神状態を保つのは難しいでしょう。

それくらい、猫背は諸悪の根源なのです。

猫背の原因

次のような習慣がある人は猫背になりやすく、なかなか改善できません。

・スマホをひんぱんに使い、ついつい見すぎている。
・デスクでパソコンに向かって前かがみの姿勢を長い時間続けている。
・椅子やソファに座ると、すぐに足を組んでしまう。

これら以外にも、もともと胃腸の調子が悪いなど内臓系疾患を抱えている人は、腹部をかばうように丸めてしまうため猫背になります。

また、閉経後は骨密度が低下し、骨がもろくなります。それによって体を支えるという骨の機能も衰えてしまうので猫背になってしまう女性も多いようです。とはいえ、猫背はあくまで後天的なもので、しっかり対策すれば、改善できる可能性は十分にあります。

不良姿勢❶

巻き肩

立ち姿勢を横から見て、腕が耳より前にあれば、おそらく巻き肩です。巻き肩は大胸筋や小胸筋が硬くなり、肩関節や腕を内側へ巻き込んでしまっている状態です。肩甲骨が本来の位置より外側にずれてしまうので、肩甲骨が見えづらくなります。肩甲骨まわりの筋肉が正しく使えていないため、背中にぜい肉がつきやすいというデメリットもあります。さらに、鎖骨が押しつぶされたような形になり、デコルテの美しさが損なわれます。

巻き肩を矯正するため、両肩を後ろに引く人がいますが、それでは改善されません。巻き肩の原因となる硬くなった大胸筋と小胸筋をほぐし、肩甲骨を正しい位置に戻し、可動性を向上させるエクササイズ、胸郭や脊柱《せきちゅう》の可動性を向上させるエクササイズなどをおすすめします。

①巻き肩筋のリリース

大胸筋、小胸筋をほぐすマッサージです。

いずれも
左右
10回ずつ

大胸筋

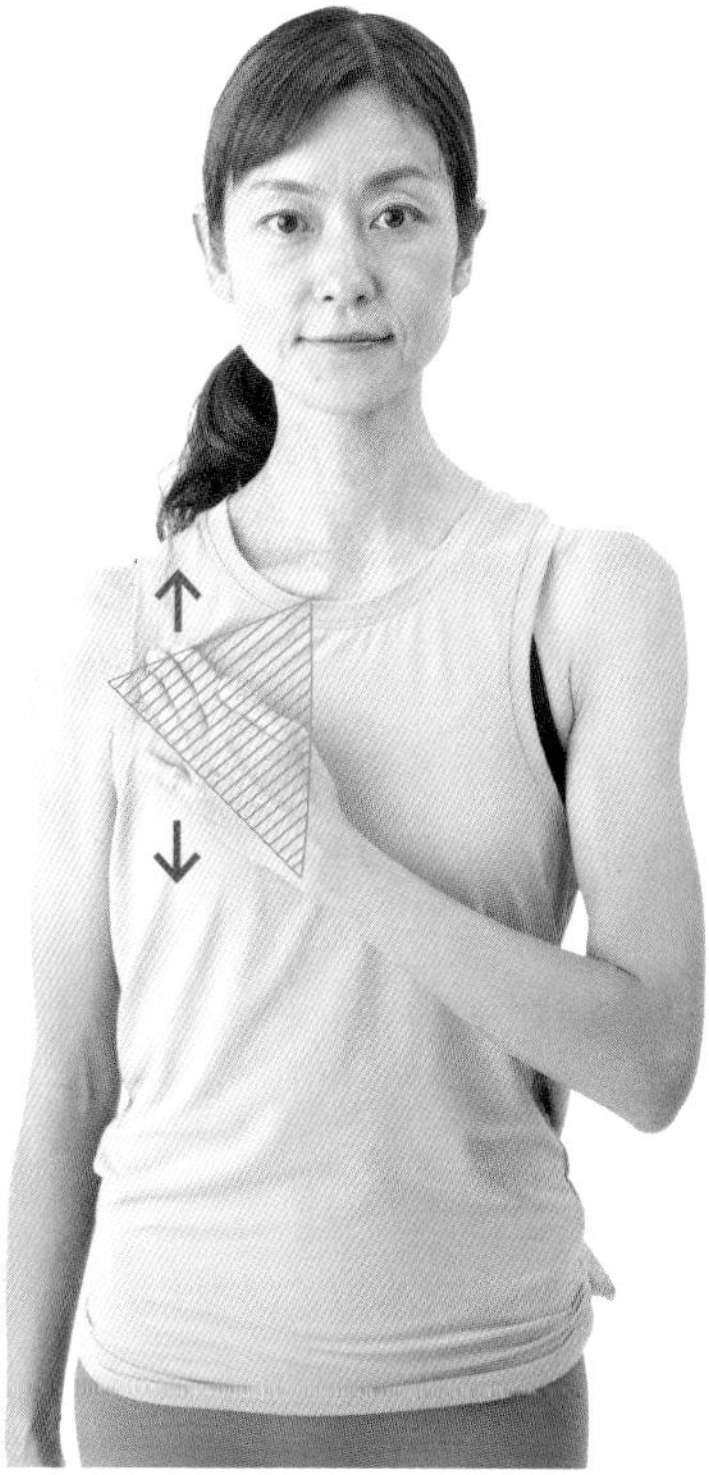

大胸筋を指で軽く押さえて上下に動かす

小胸筋

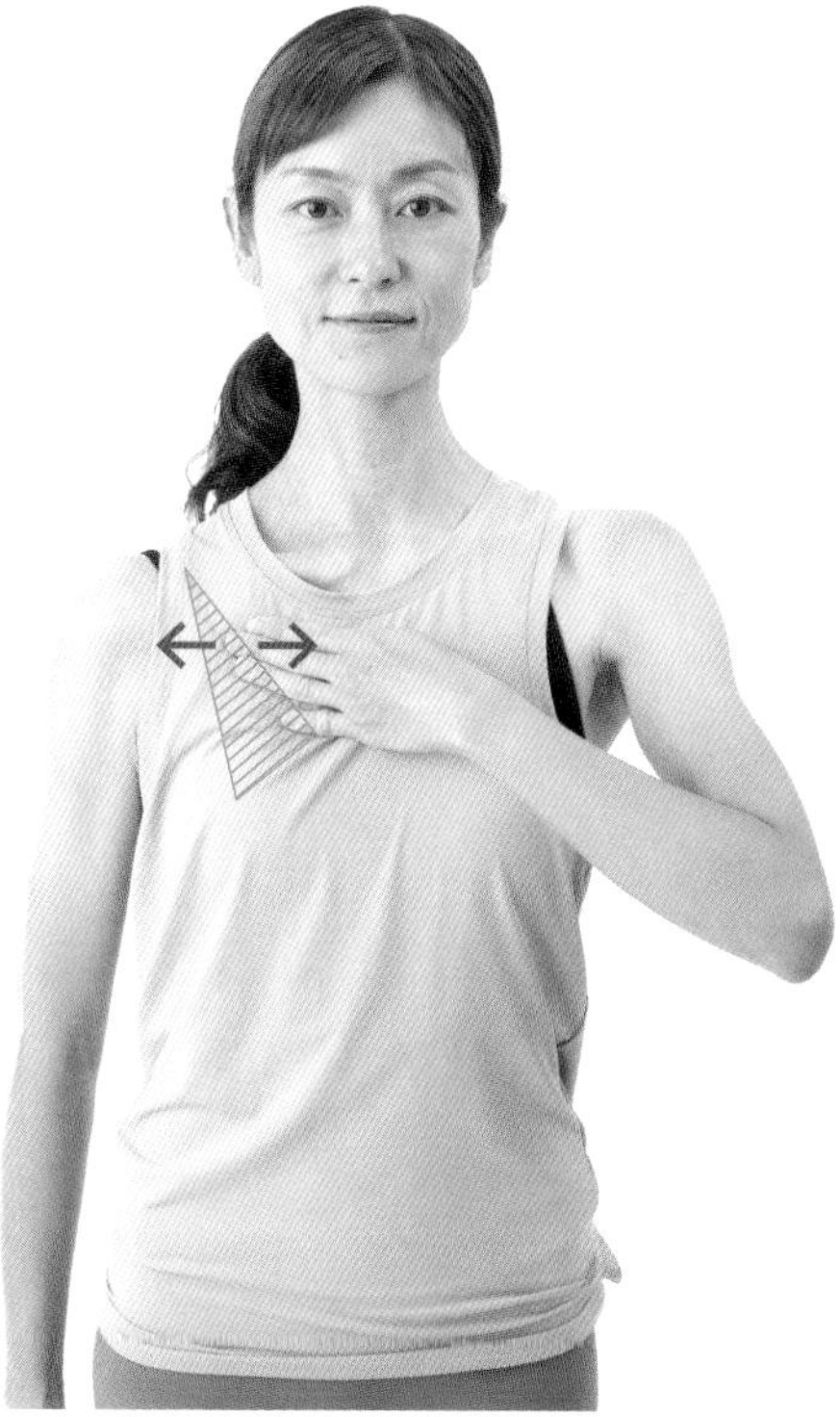

小胸筋を指で軽く押さえて左右に動かす

反対側も同様に

②アームサークル

肩甲骨の可動性を向上させるエクササイズです。

5回

両膝はこぶしひとつ半くらい空ける

1 仰向けになり、
膝を立てる

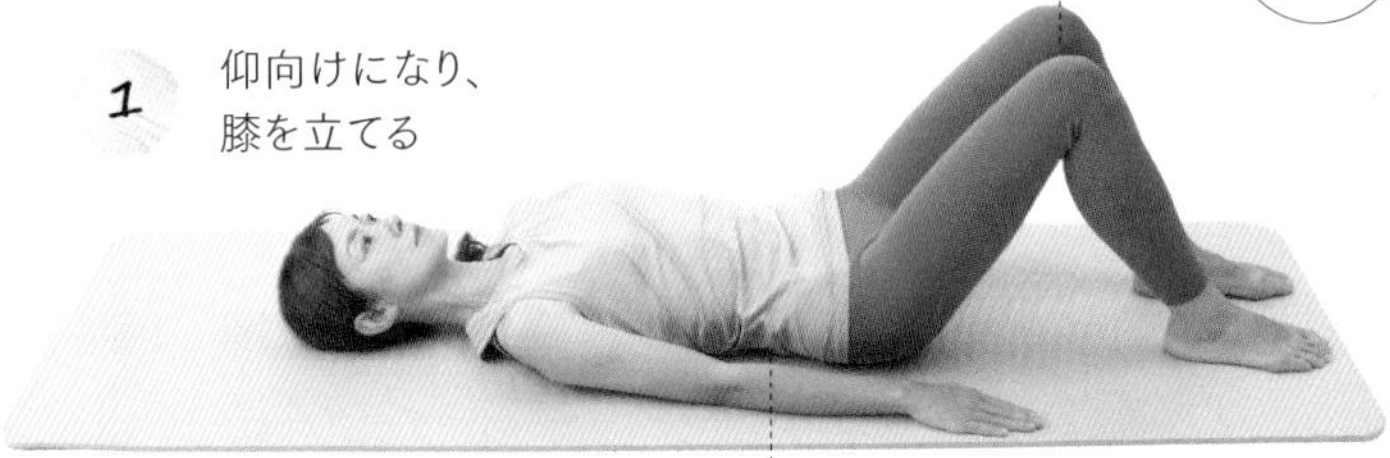

腰は反らない

2 肘を伸ばしたまま腕を
真上に上げる

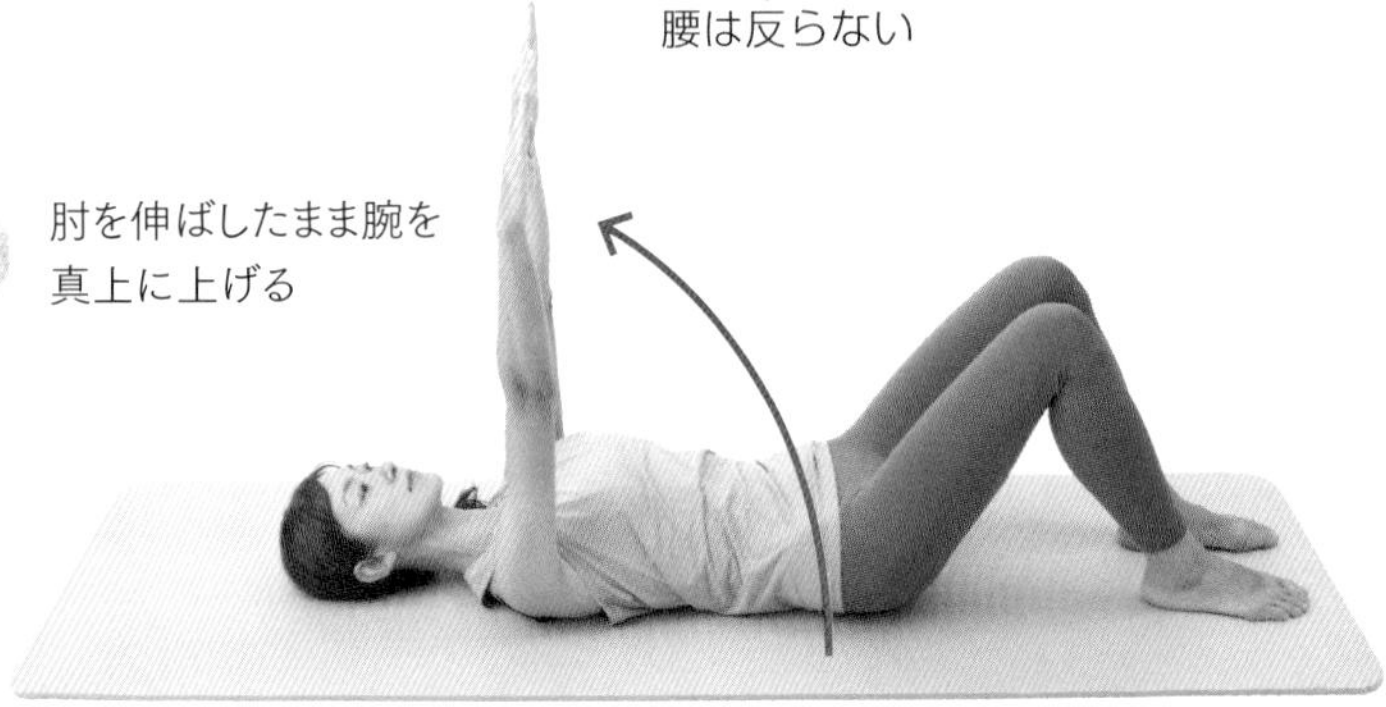

3 両腕を耳の後ろに下ろす
（「バンザイ」の位置に）

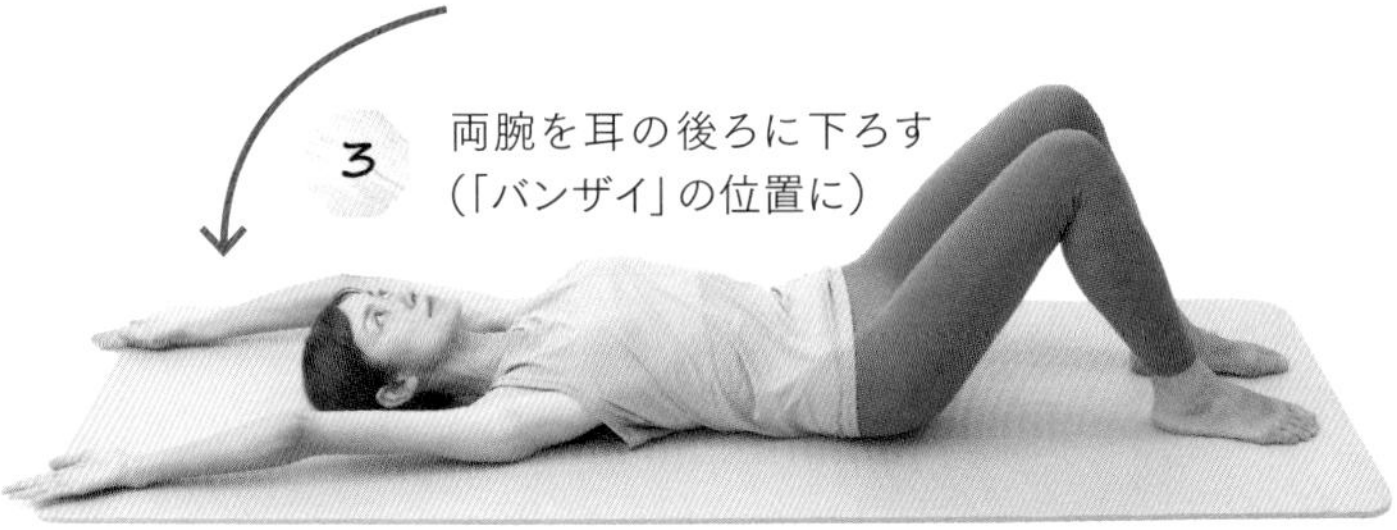

腰が浮かないように注意して、
肩甲骨から腕を動かしていきましょう！

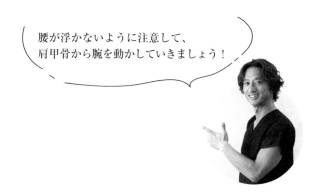

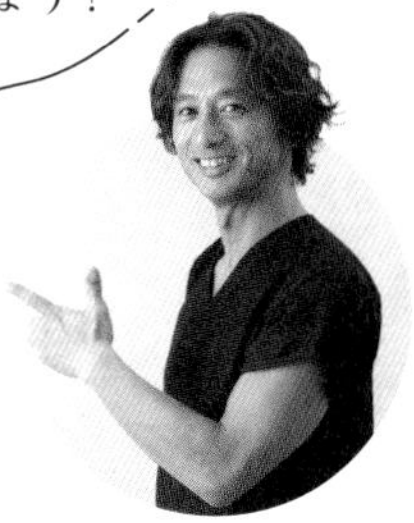

4 腕を床につけたまま、
肘を下げていく

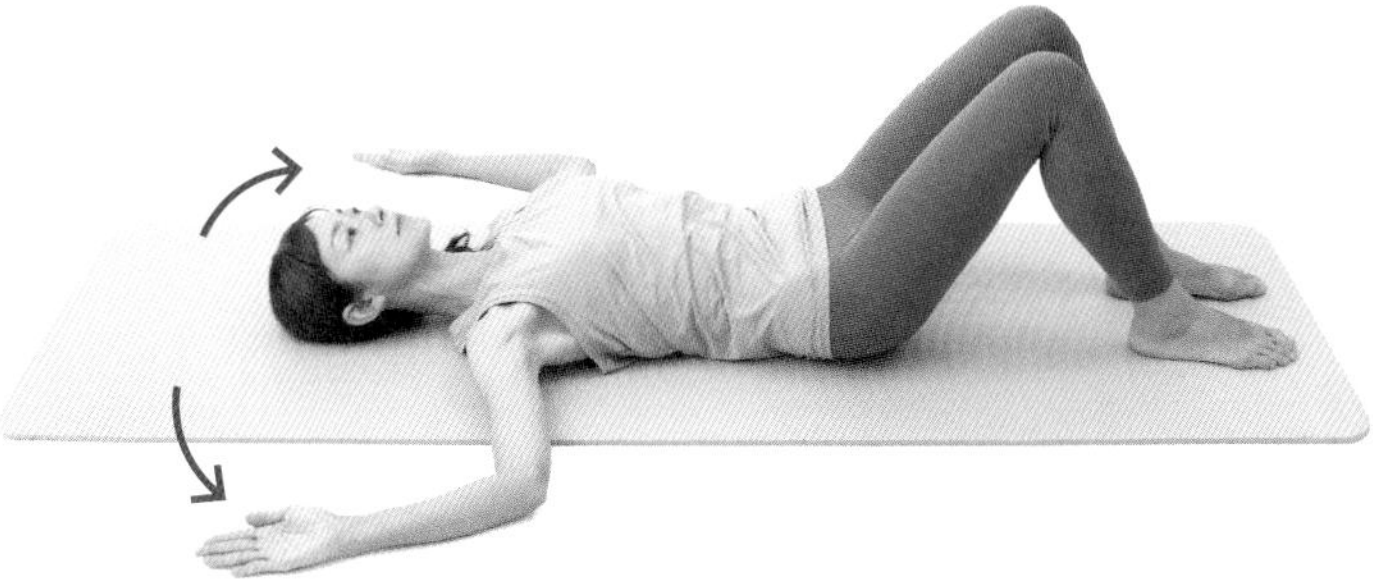

5 腕を床につけたまま
体の横まで下げる

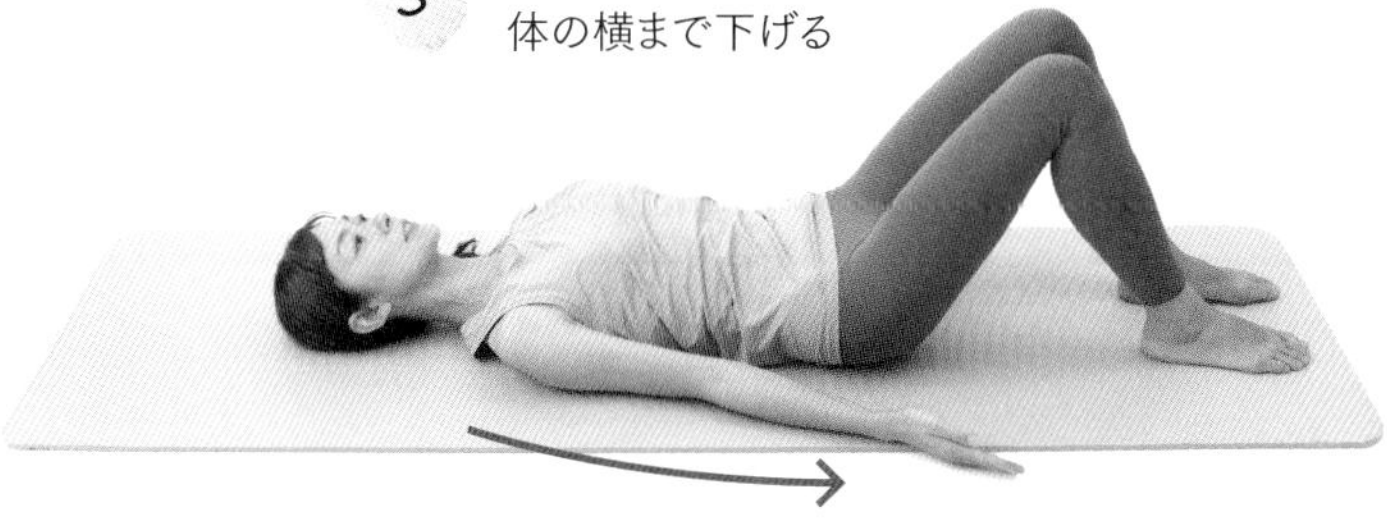

③ソラシックツイスト

胸郭の可動性を向上させるエクササイズです。

左右
5回ずつ

1 横向きになり片膝を曲げ、
手のひらを合わせる

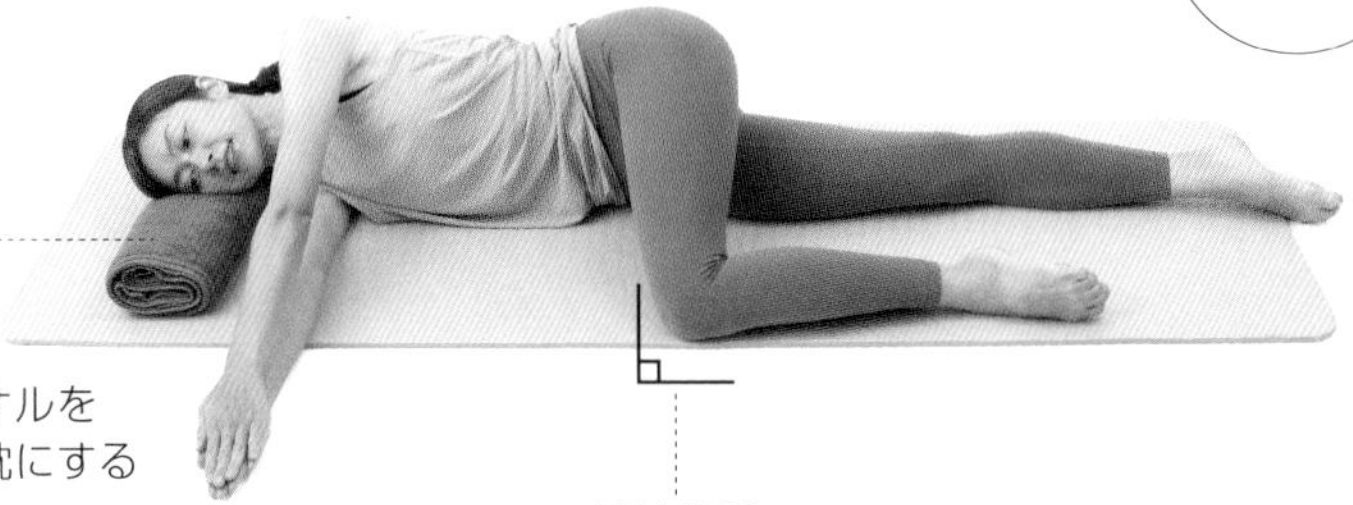
バスタオルを
丸めて枕にする
膝は90°

2 片腕をなぞるように
腕を引く

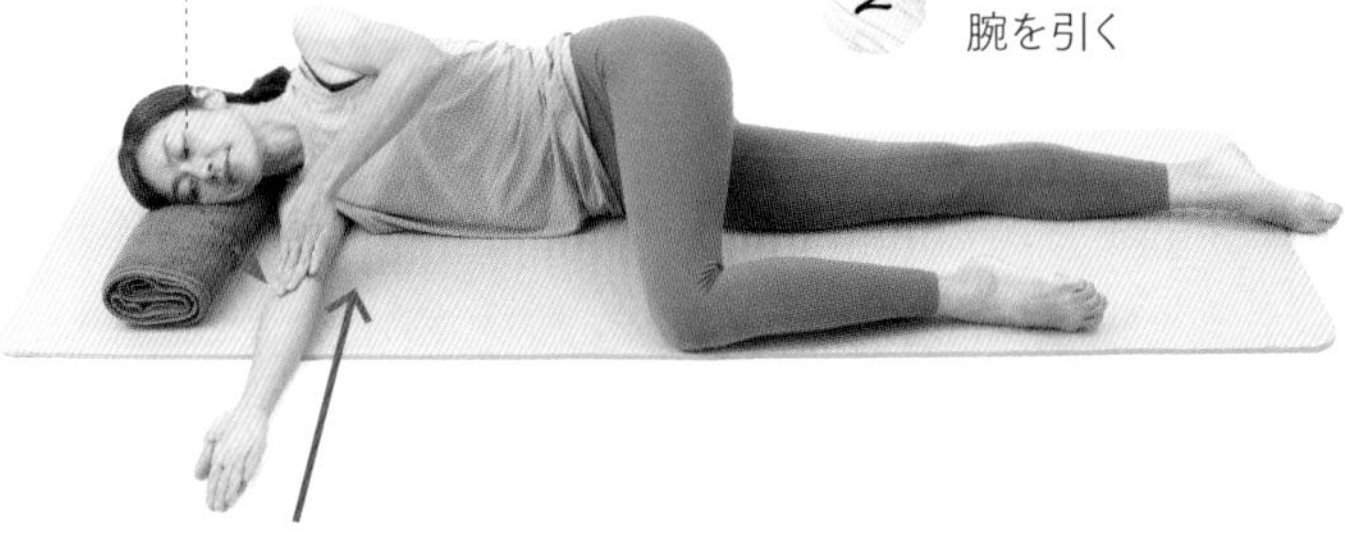
目線は指先へ

3 胸の前をなぞるように
腕を引く

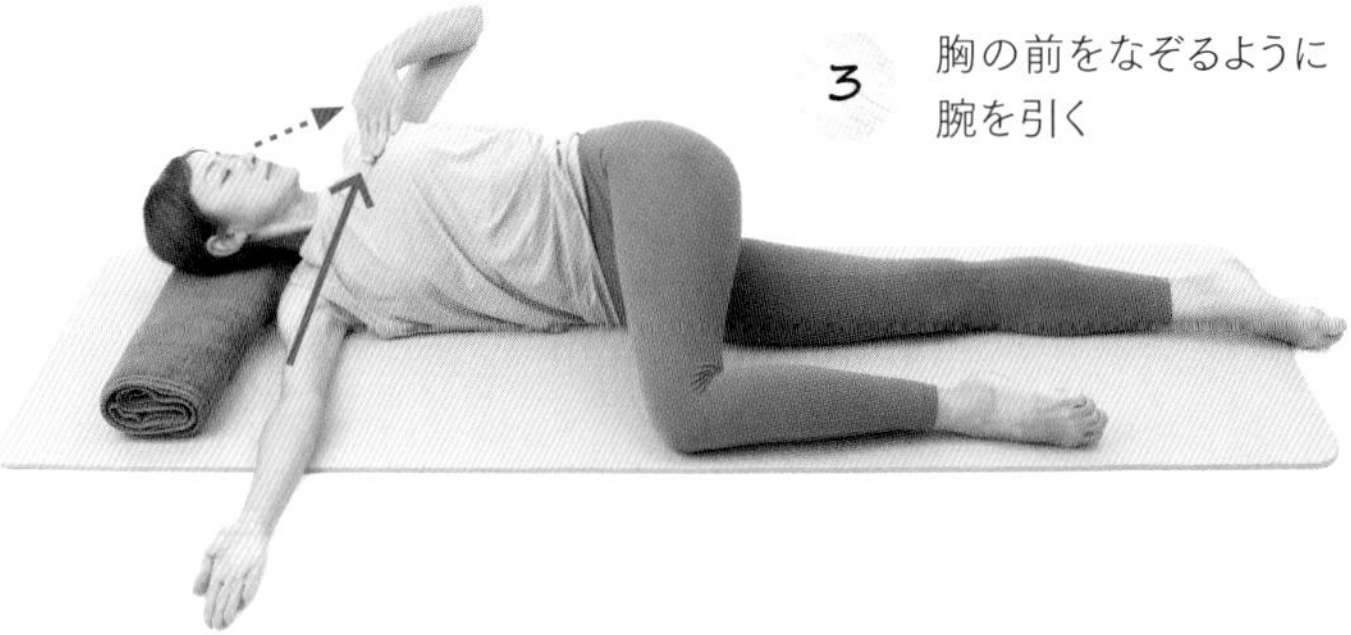

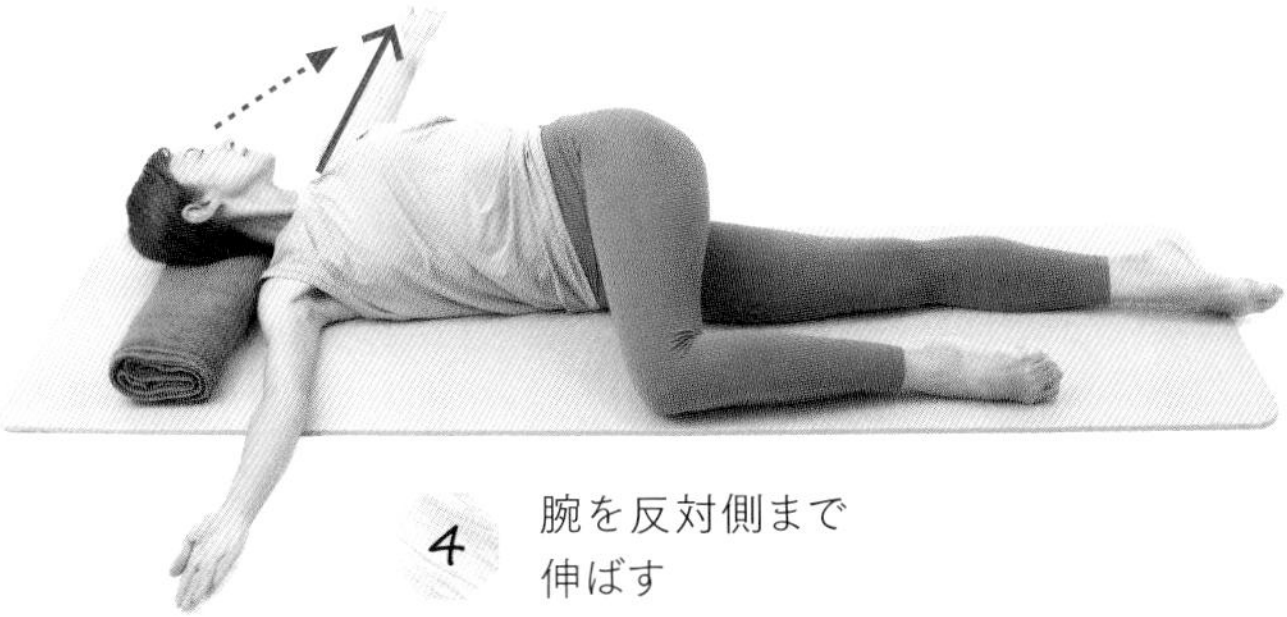

4 腕を反対側まで
伸ばす

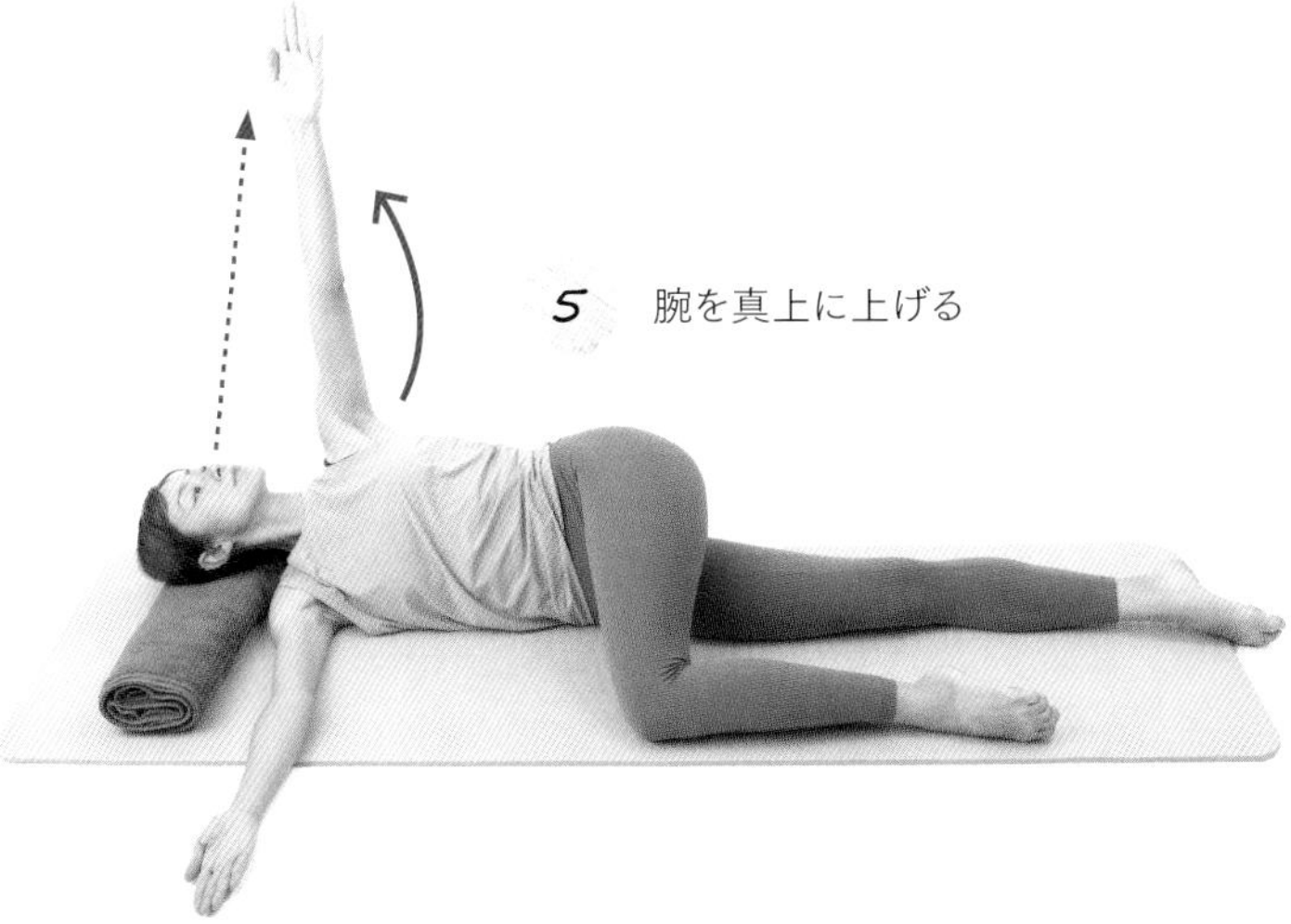

5 腕を真上に上げる

6 手のひらを合わせて
元の姿勢に戻る

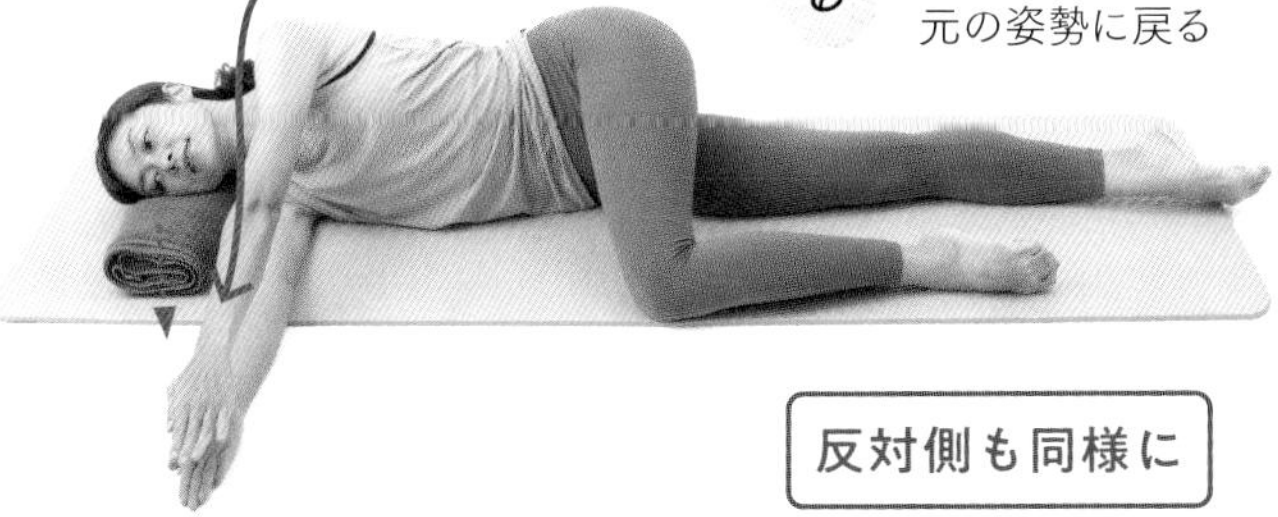

反対側も同様に

④スパインツイスト

背骨の動きをなめらかにするエクササイズです。

左右
5回ずつ

1 背筋を伸ばして座り、
両腕を上げる

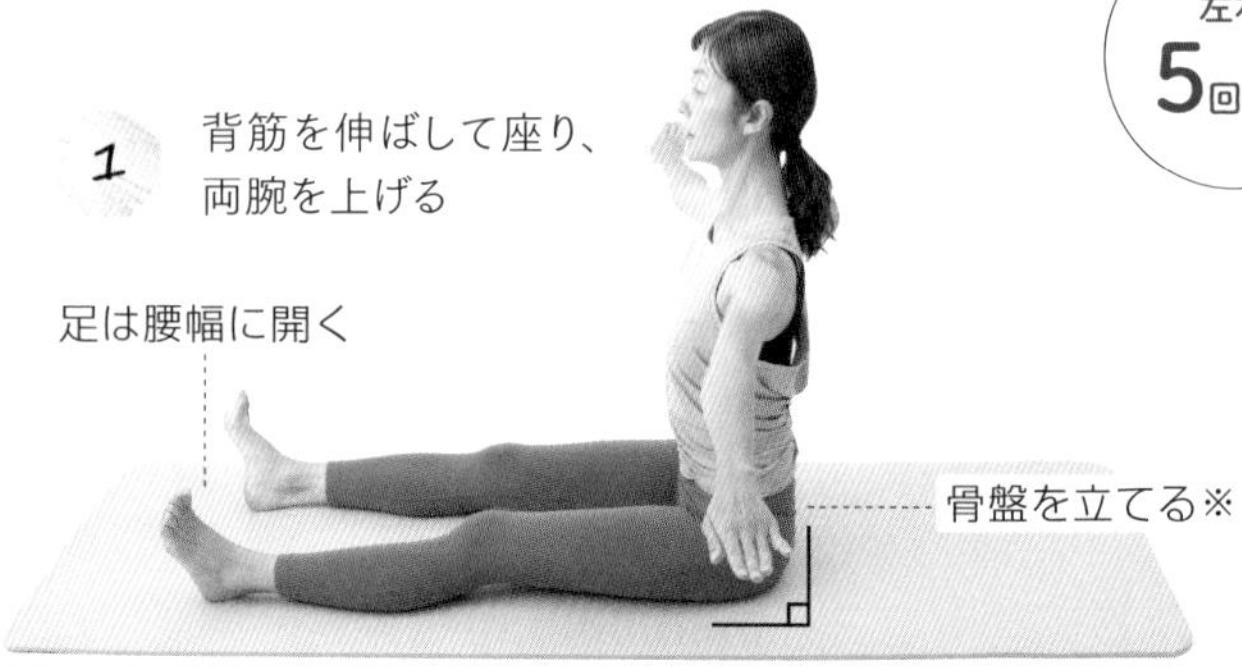
足は腰幅に開く
骨盤を立てる※

※床に対して垂直に座り、坐骨には左右均等に体重をのせる

2 上半身をひねる

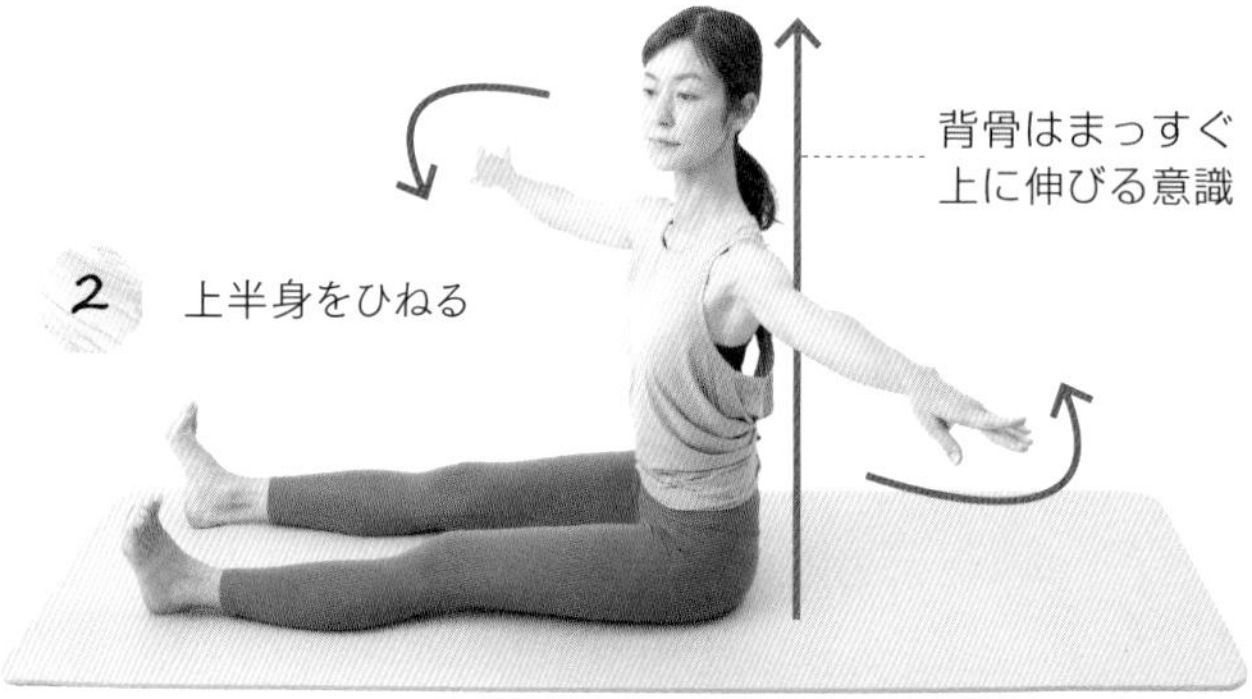
背骨はまっすぐ
上に伸びる意識

3 さらに上半身を
ひねる

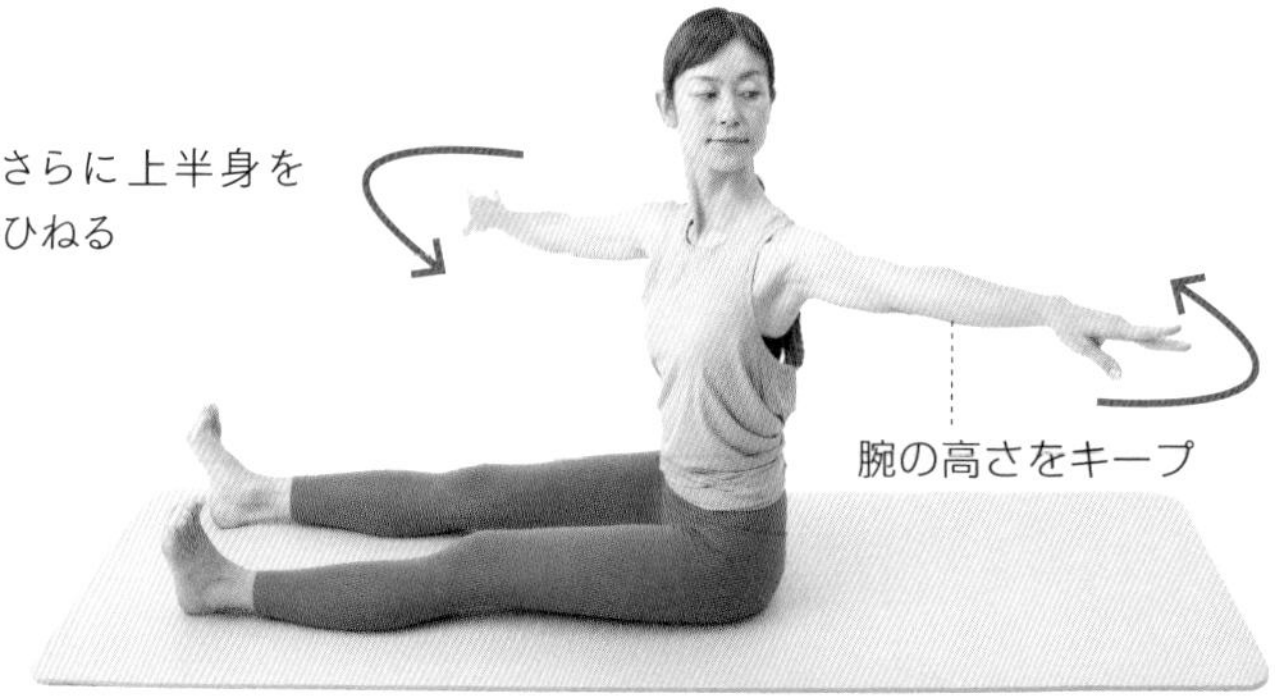
腕の高さをキープ

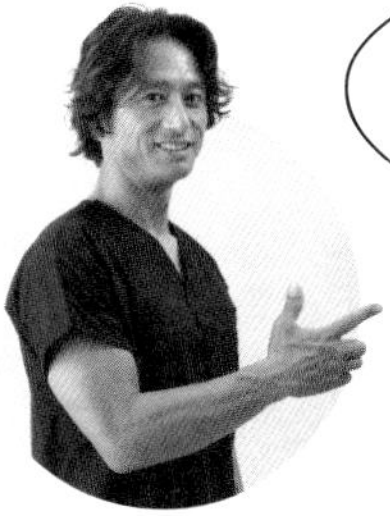

1の姿勢がきつい場合は膝を曲げても
OK。お尻の下にタオルやクッションを敷いて、お尻を少し高くすると楽に行えます。

4 反対側に
上半身をひねる

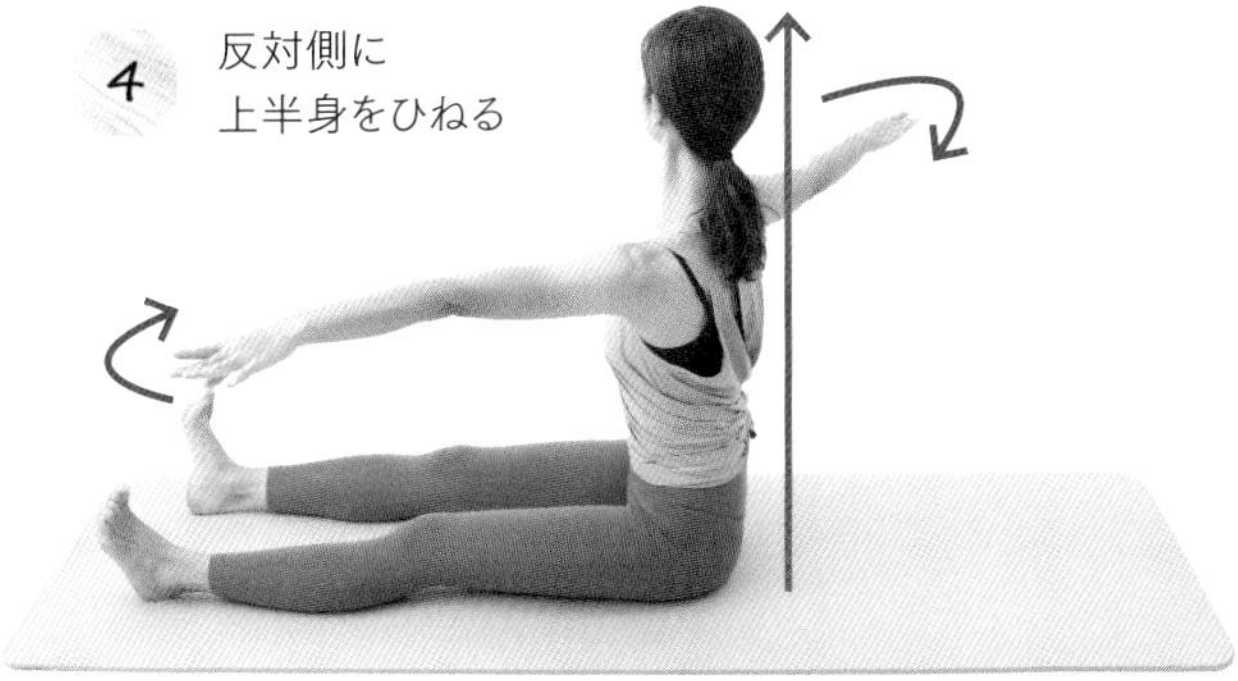

5 さらに上半身を
ひねる

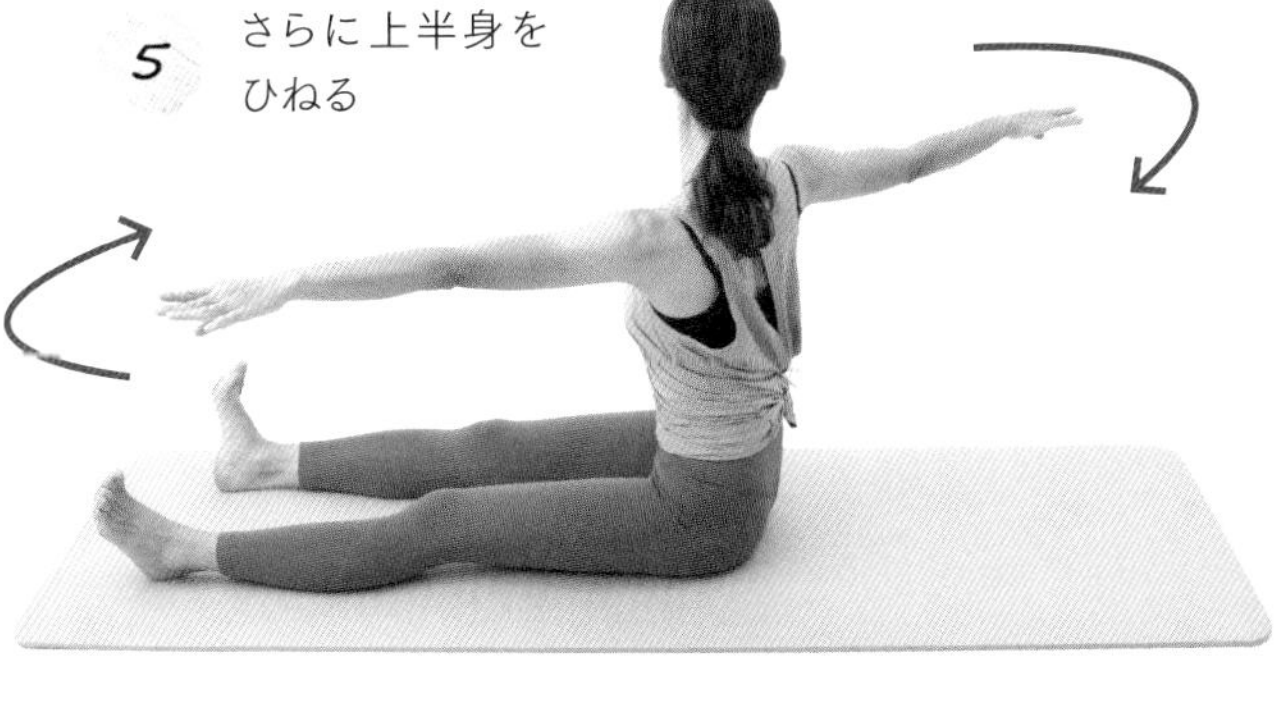

⑤ クラック・ザ・ウォルナット

外に開いた肩甲骨を内側へ寄せるエクササイズです。

5回

1 背筋を伸ばしてあぐらをかき、両腕を上げる

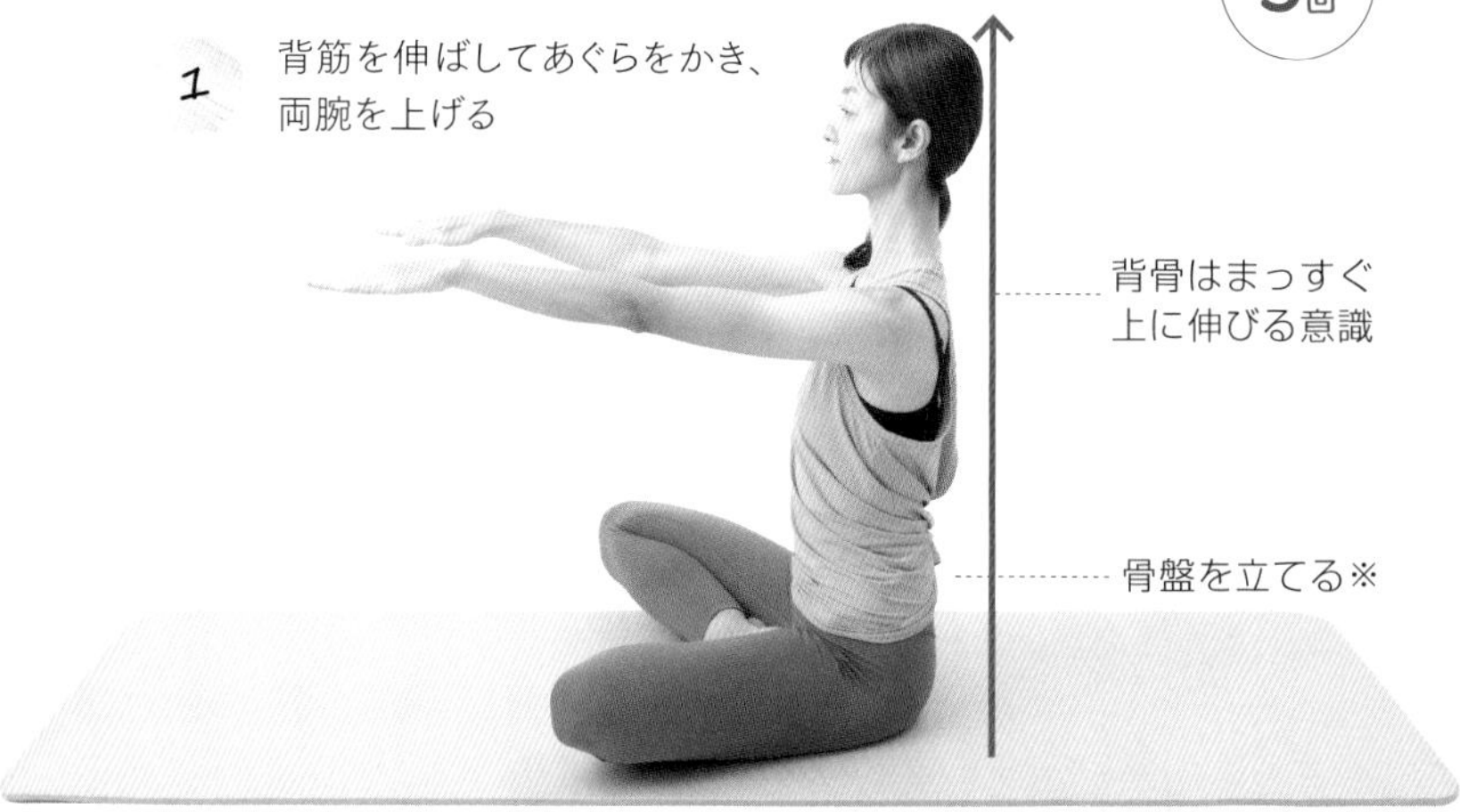

背骨はまっすぐ
上に伸びる意識
骨盤を立てる※

※床に対して垂直に座り、坐骨には左右均等に体重をのせる

2 肘を曲げながら後ろに引き、肩甲骨を寄せる

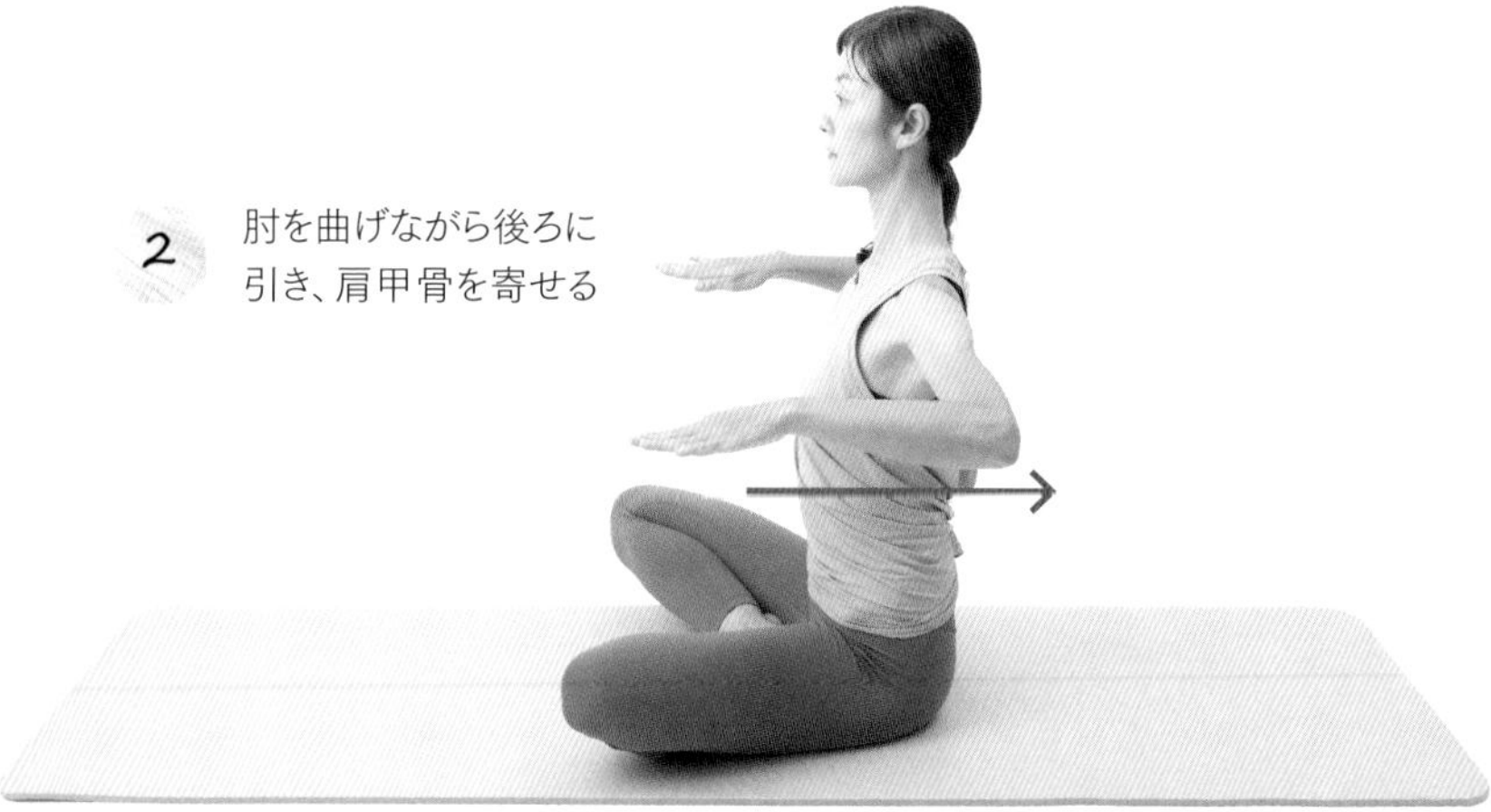

3 さらに肘を後ろに引き、
肩甲骨を寄せる

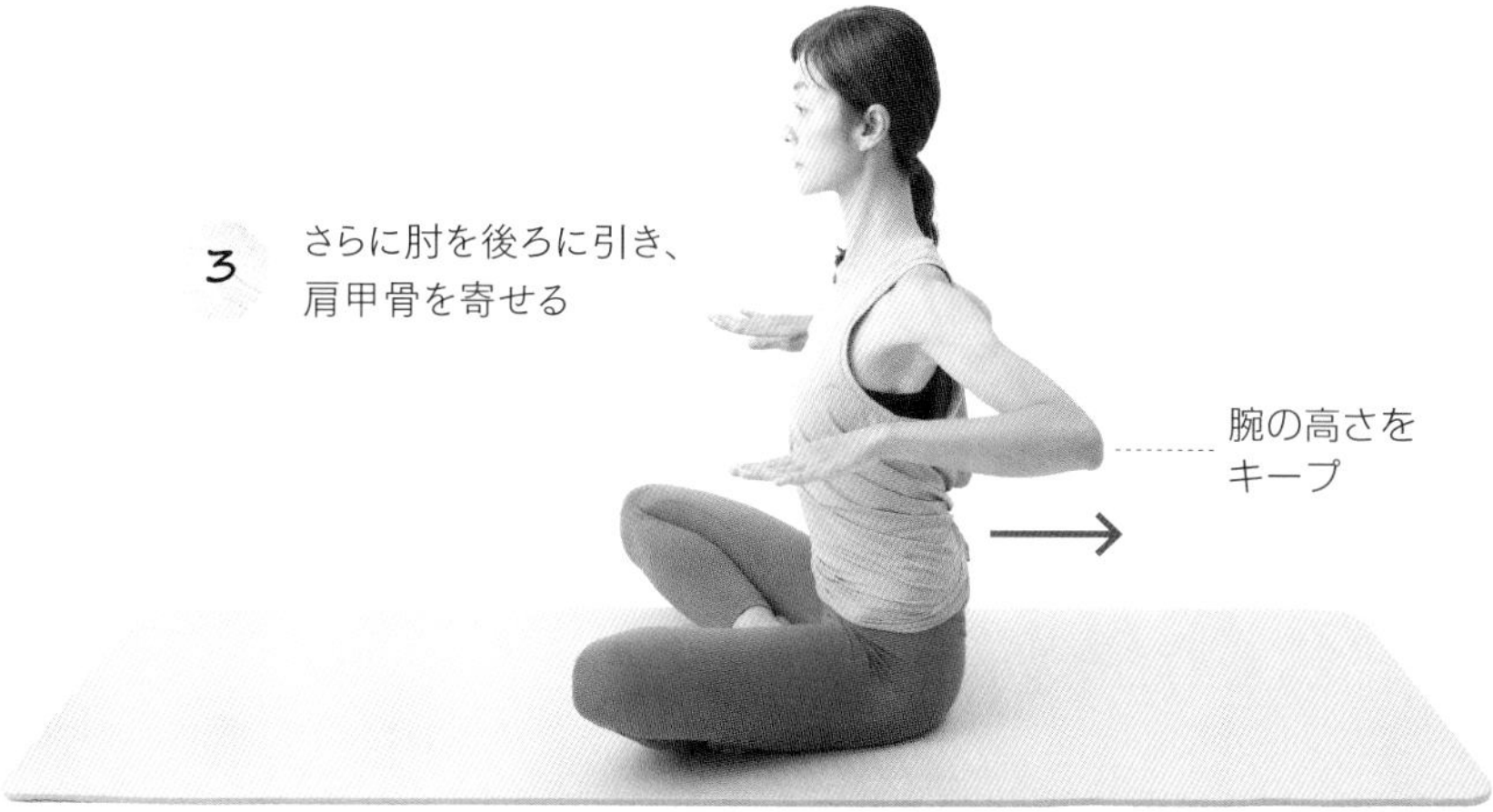
腕の高さを
キープ

〈後ろから〉

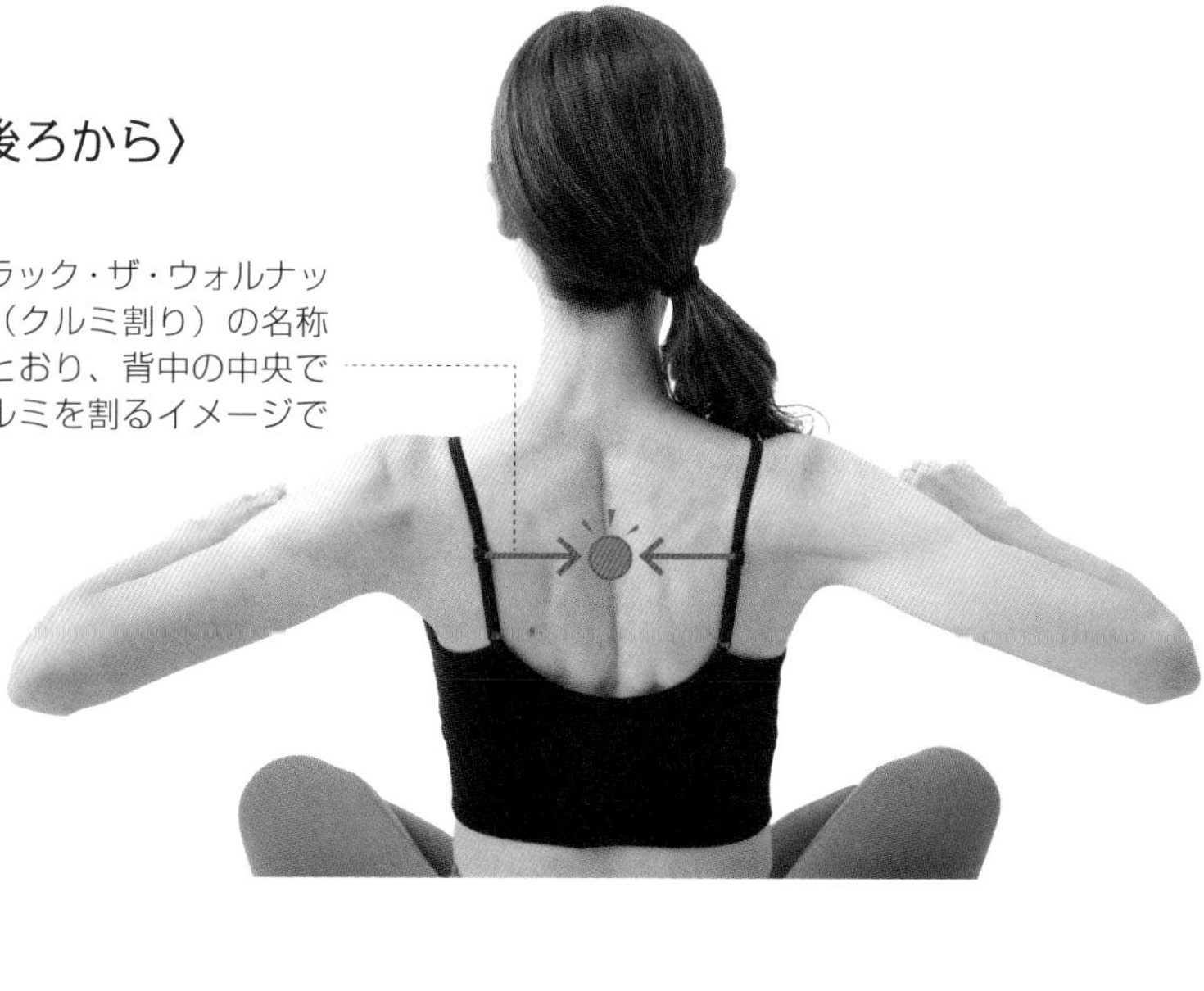
クラック・ザ・ウォルナット（クルミ割り）の名称のとおり、背中の中央でクルミを割るイメージで

不良姿勢❷

顔が前に突き出る

スマホやパソコンの普及により、ストレートネックになる人が急激に増えつつあります。正常な頸椎（首の骨）は、前方へゆるやかにカーブするアーチ状になっています。ストレートネックはアーチがなくなった状態。ひどいケースになると、逆カーブ（頸椎後弯）になっている人もいます。

頭の重さは体重の約10％です。ストレートネックになると、頭を支えるのがつらくなり、顔が前に突き出て、首や肩に痛みが生じることもあります。

壁にかかとをつけて立ち、お尻と背中、両肩を壁にぴったりくっつけてみてください。その際、頭が壁から離れてしまうなら、ストレートネックの可能性があります。改善するためには、首のストレッチや頸椎の可動性を向上させるエクササイズなどをおすすめします。

⑥首こり筋のストレッチ

首こり筋を伸ばしましょう。

左右
3回ずつ

1

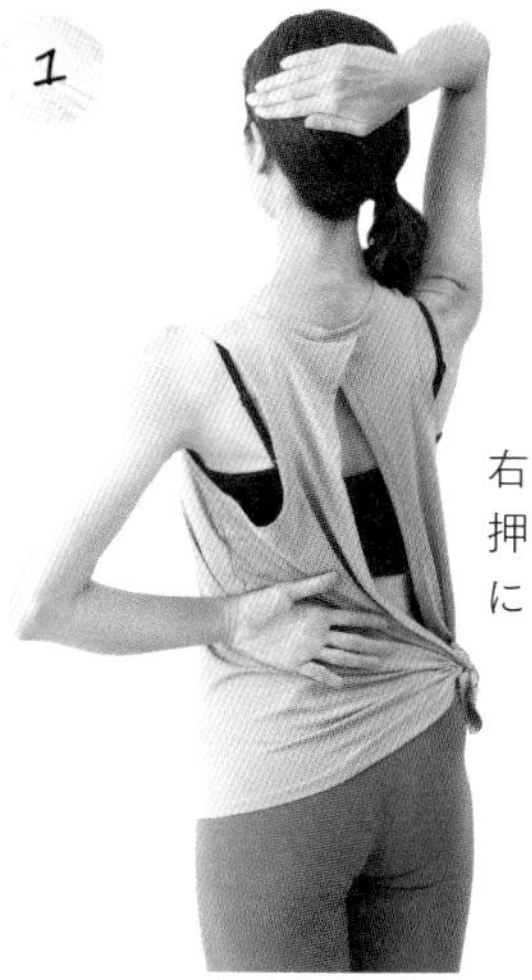

右手で後頭部を押さえ、左手は腰に当てる

2

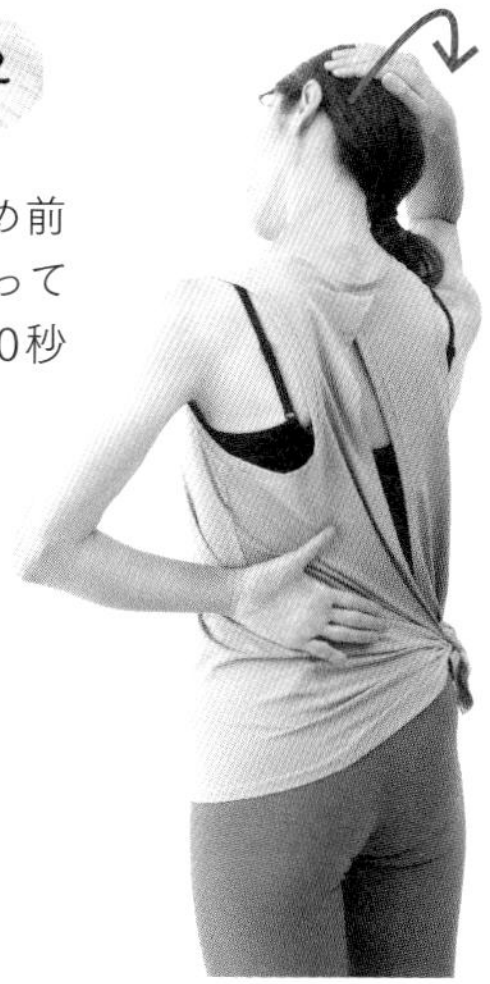

首を斜め前に向かって倒す（10秒キープ）

3

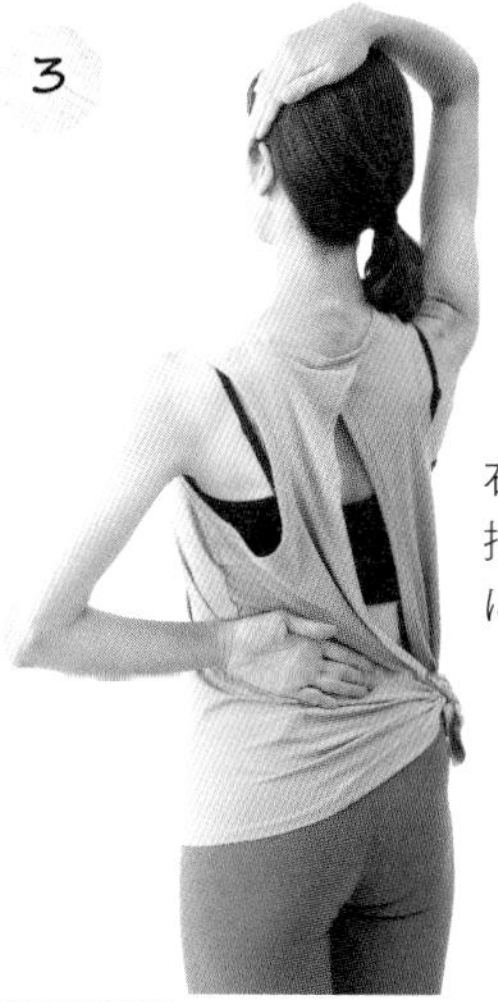

右手で側頭部を押さえ、左手は腰に当てる

4

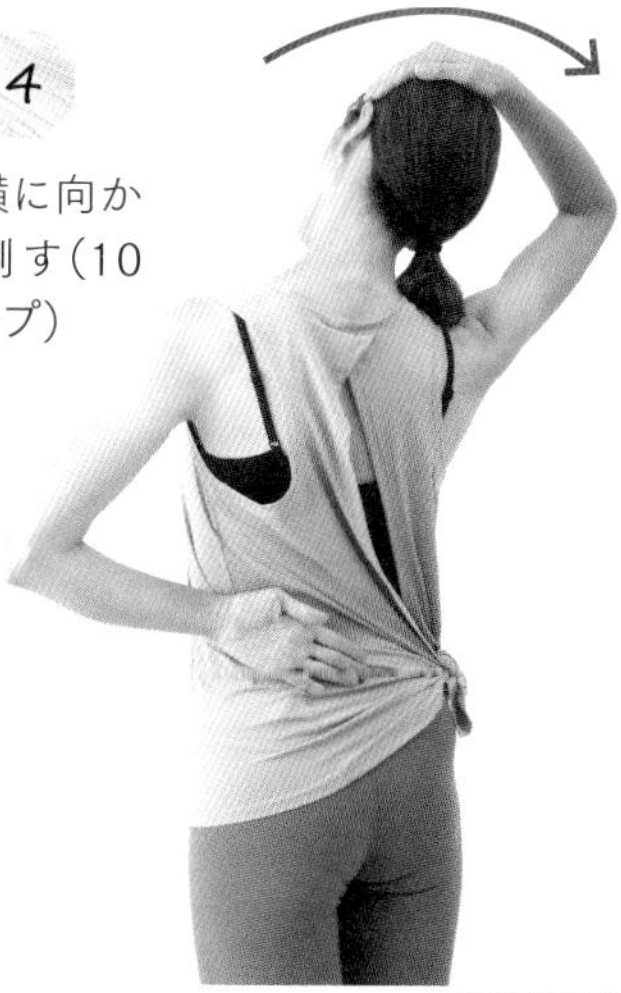

首を横に向かって倒す（10秒キープ）

反対側も同様に

⑦ノッドアヘッド

ストレートネックを改善するエクササイズです。

5回

1 仰向けになり、鼻先を真上に向ける

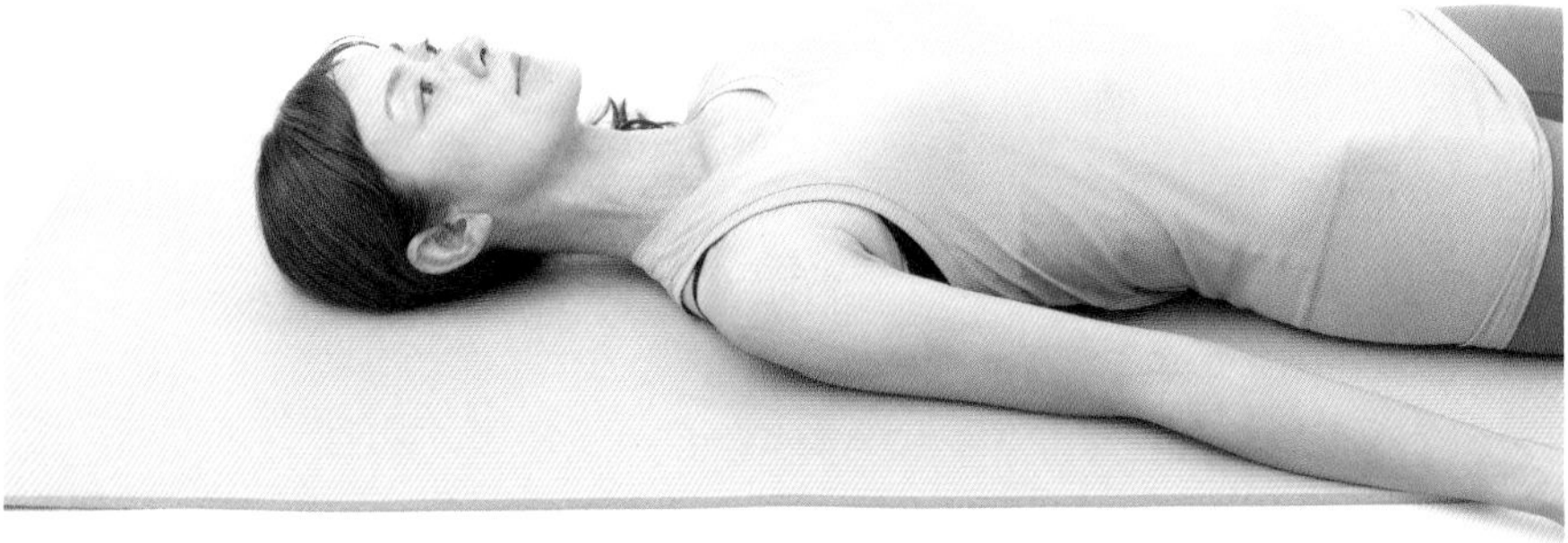

2 首の上の部分（頸椎の上部）を動かすように意識して、うなずき運動をくり返す

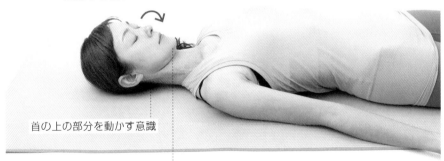

⑧サービカルツイスト

ストレートネックを改善するエクササイズです。

左右
5回ずつ

1　仰向けになり、鼻先を真上に向ける

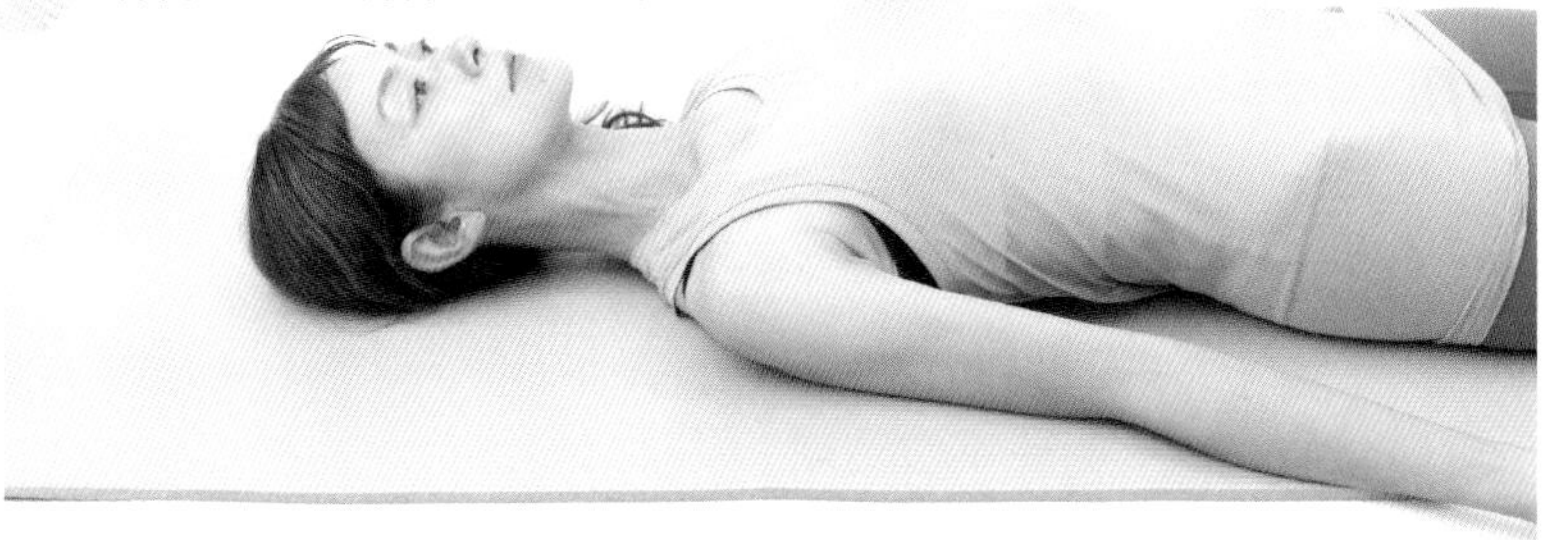

2　首を右にひねる

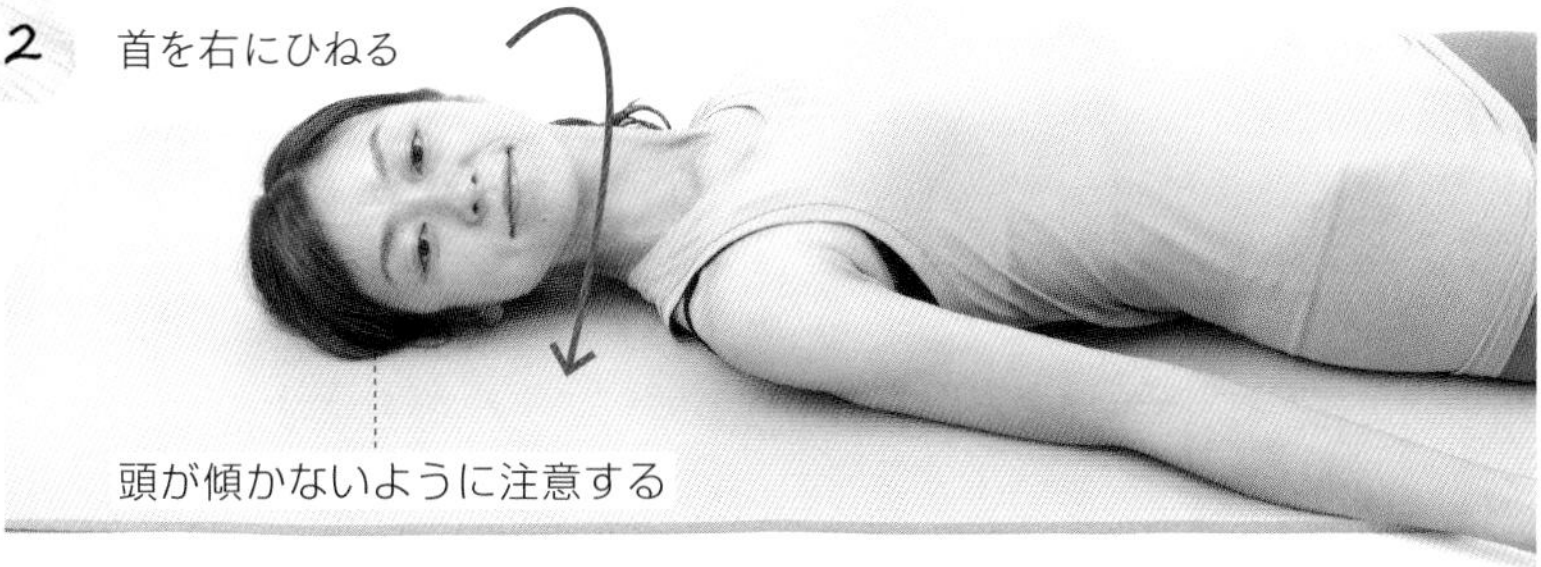

3　首を左にひねる

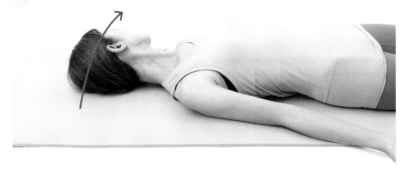

⑨ノーズサークル

ストレートネックを改善するエクササイズです。

左右
5回ずつ

1 仰向けになり、鼻先を
上に向ける

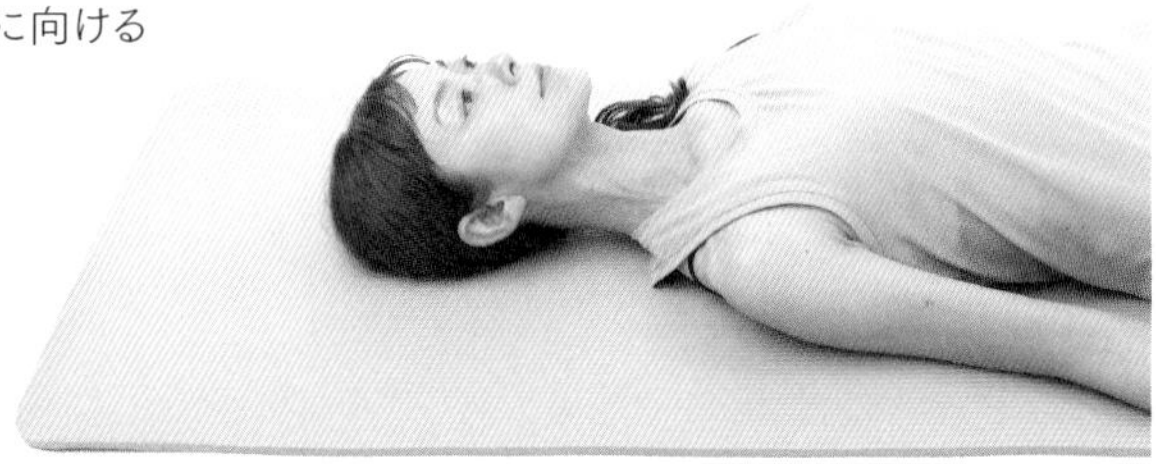

2 円を描くイメージで鼻先を
右上から右下へと回す

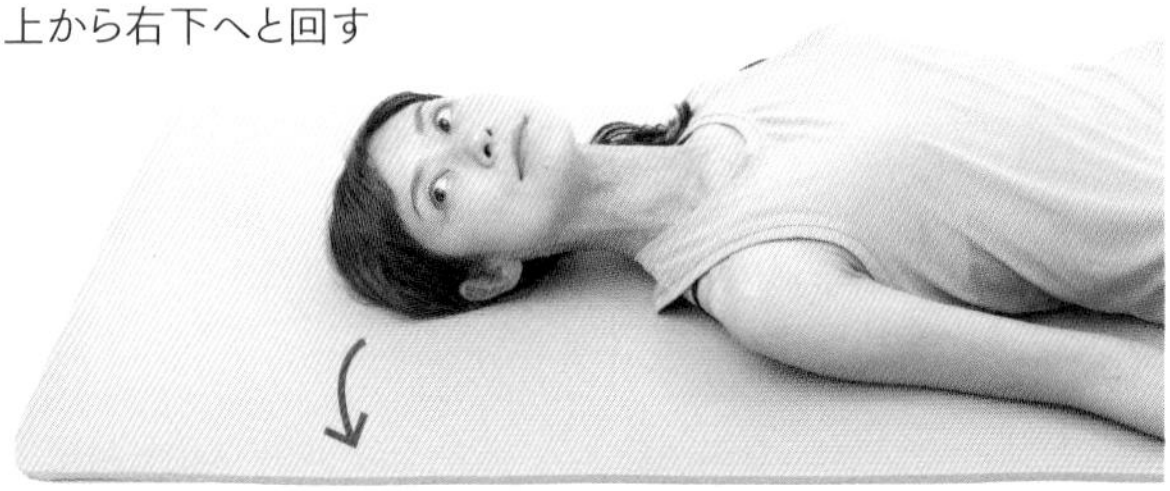

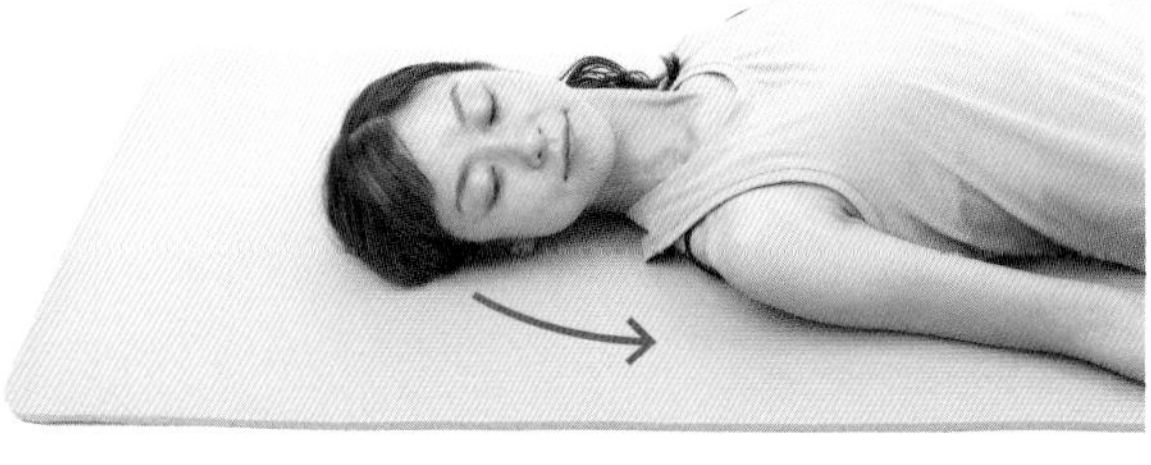

3 正面に戻り、
顎を少し引く

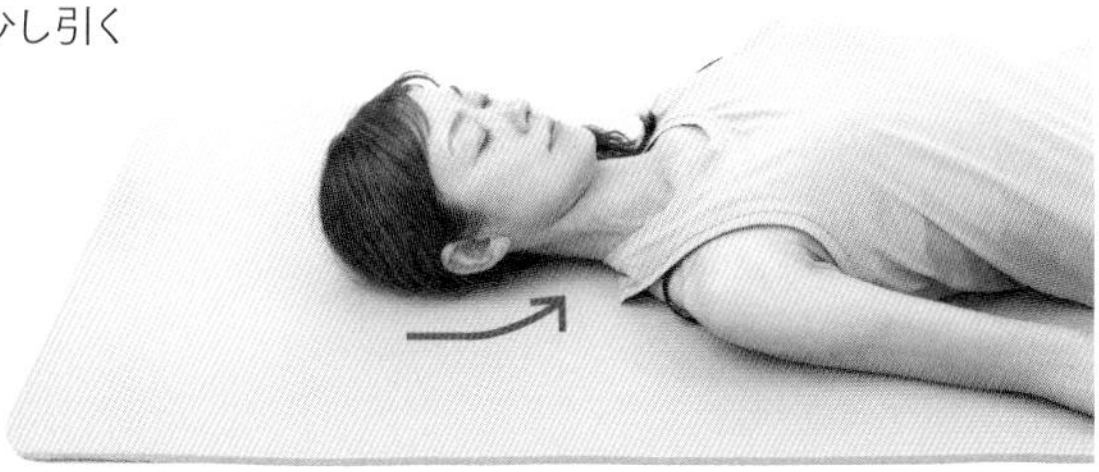

4 鼻先を左下から
左上へと回す

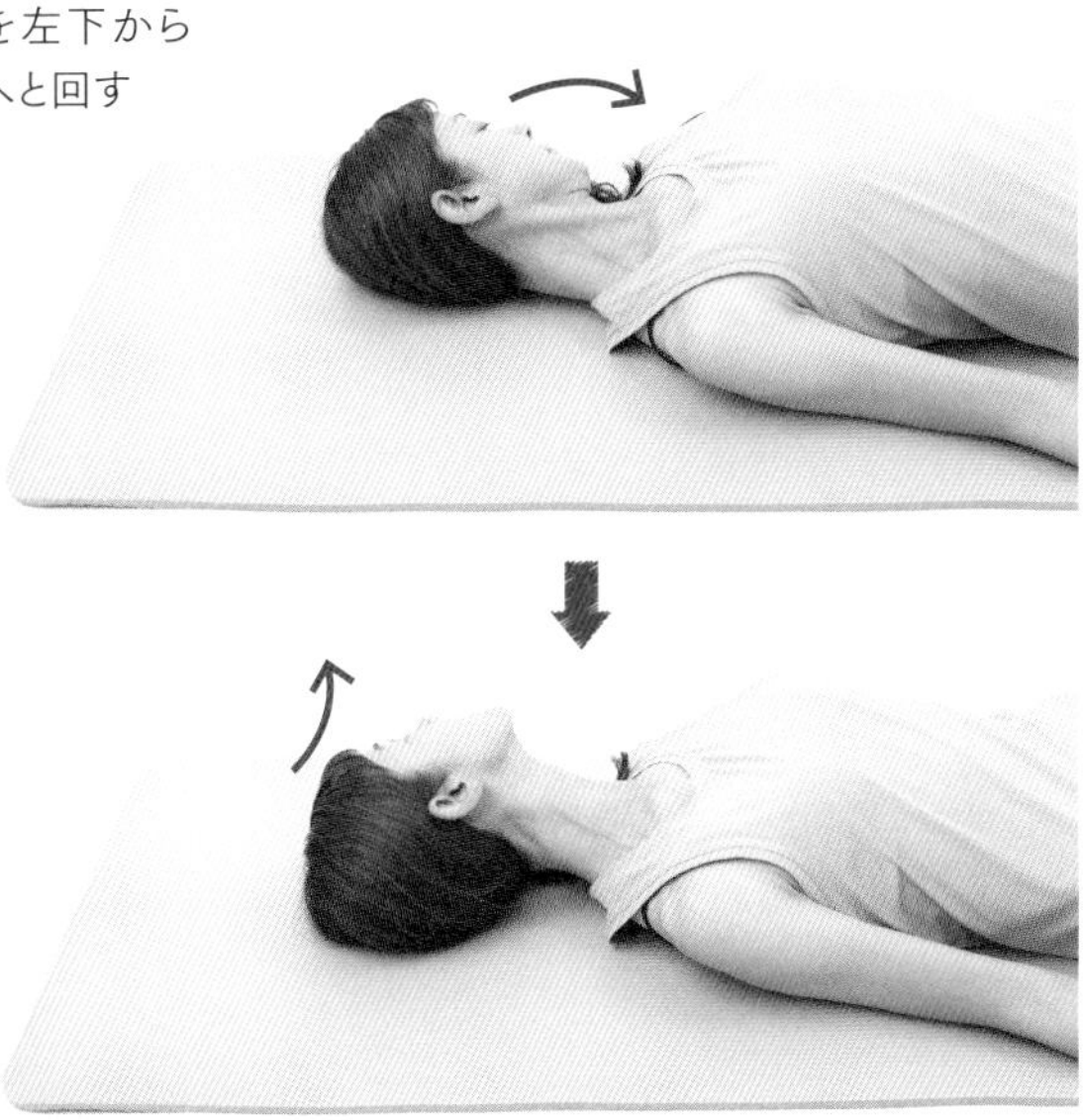

逆回しも同様に

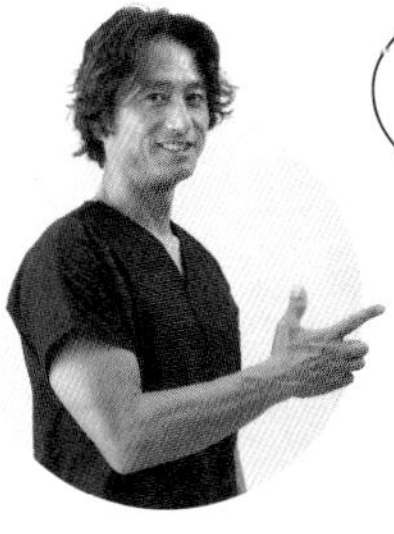

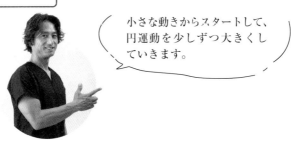

小さな動きからスタートして、
円運動を少しずつ大きくし
ていきます。

不良姿勢③

首が短く見える

猫背に悩む人は、肩の位置が上がり、首が短く見えます。そして肩甲骨が横に広がってしまい、首をすくめたような姿勢になるため、顔が大きく見えてしまいます。

こうなってしまった原因は、大きくふたつあります。

①僧帽筋《そうぼうきん》が縮んで固まってしまい、肩が上がる
②肩を下げる働きをする前鋸筋《ぜんきょきん》が弱り、うまく使えなくなっている

まずは、縮んで固まっている僧帽筋をほぐします。また、弱ってしまった前鋸筋を使うエクササイズにより、肩を下げていきましょう。

肩甲骨が柔軟に動かせるようになると、呼吸が整いメンタルも安定するといわれています。

⑩肩こり筋のリリース

肩こりの原因となる僧帽筋をほぐしましょう。

左右
5回ずつ

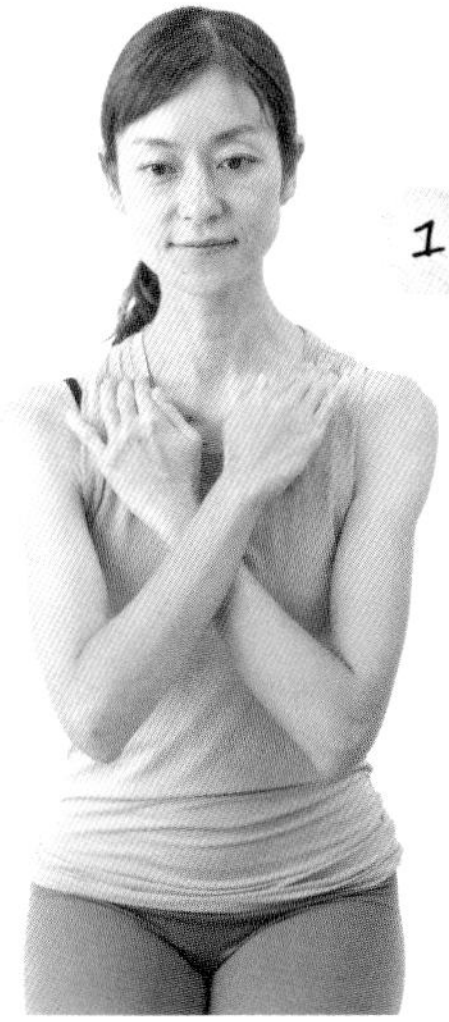

1 鎖骨の上部を指で押さえる

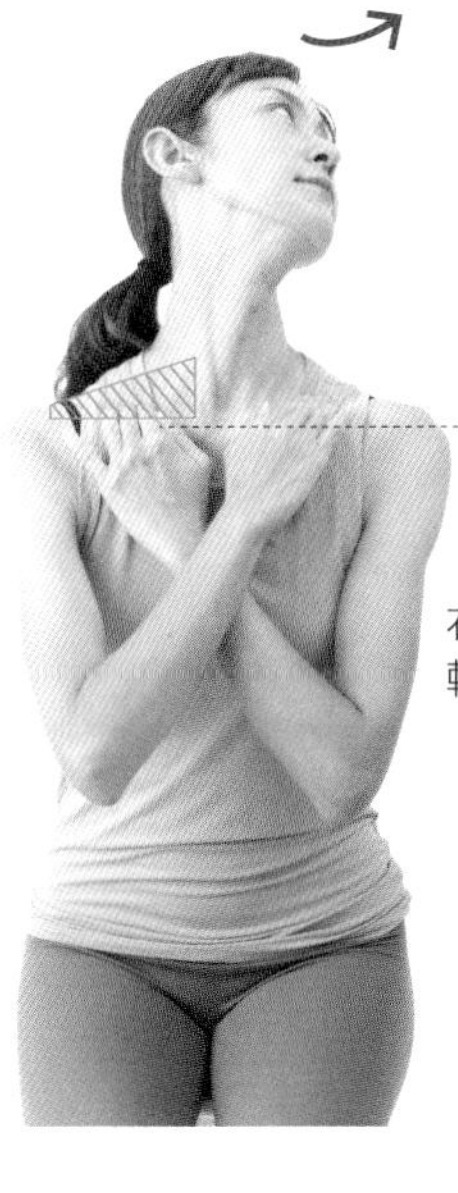

2 ゆっくりと左上後方を向く

右側を指で軽く押す

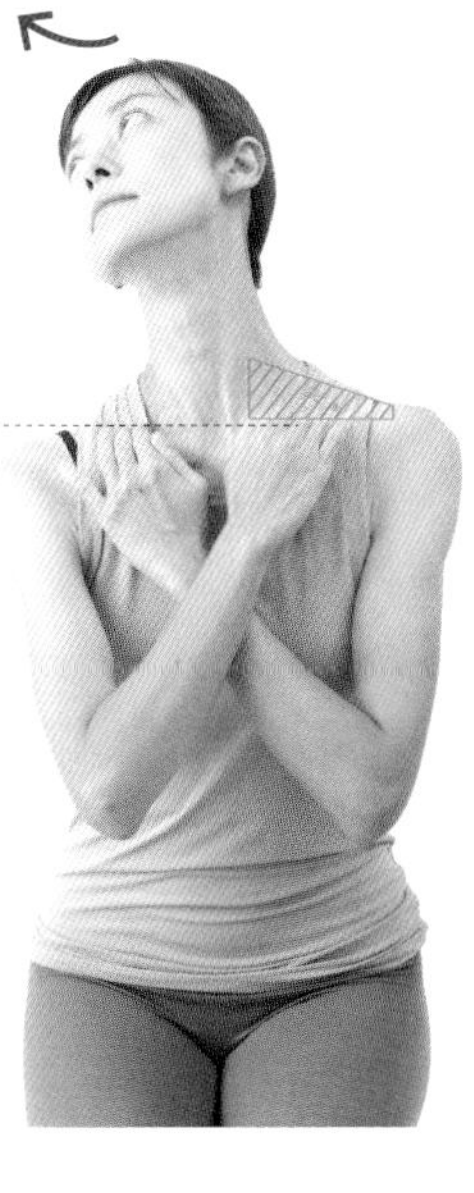

3 ゆっくりと右上後方を向く

左側を指で軽く押す

⑪脇のスイッチ（上下）

前鋸筋（脇の下）を働かせ、肩の位置を下げるエクササイズです。

5回

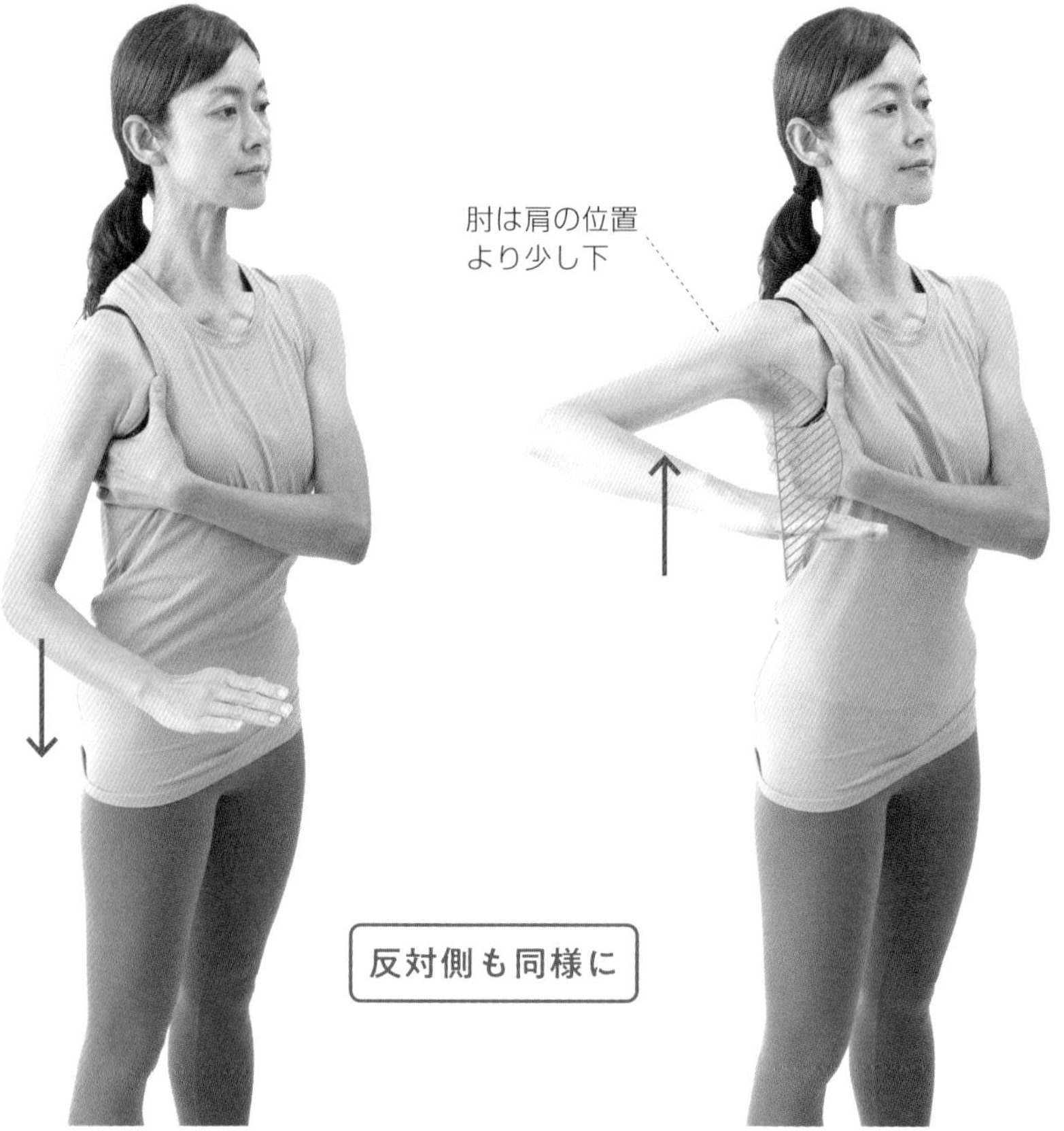

1 左手で脇の下(前鋸筋)を押さえ、右肘を上げる

2 右肘を下げながら脇を締める

⑫脇のスイッチ（円）

前鋸筋（脇の下）を働かせ、肩の位置を下げるエクササイズです。

5回

1 左手で脇の下(前鋸筋)を押さえ、右肘を上げて前に回す

2 肘を前に出した位置から下げていく

3 2の位置から、脇を締めながら肘を後ろに回す

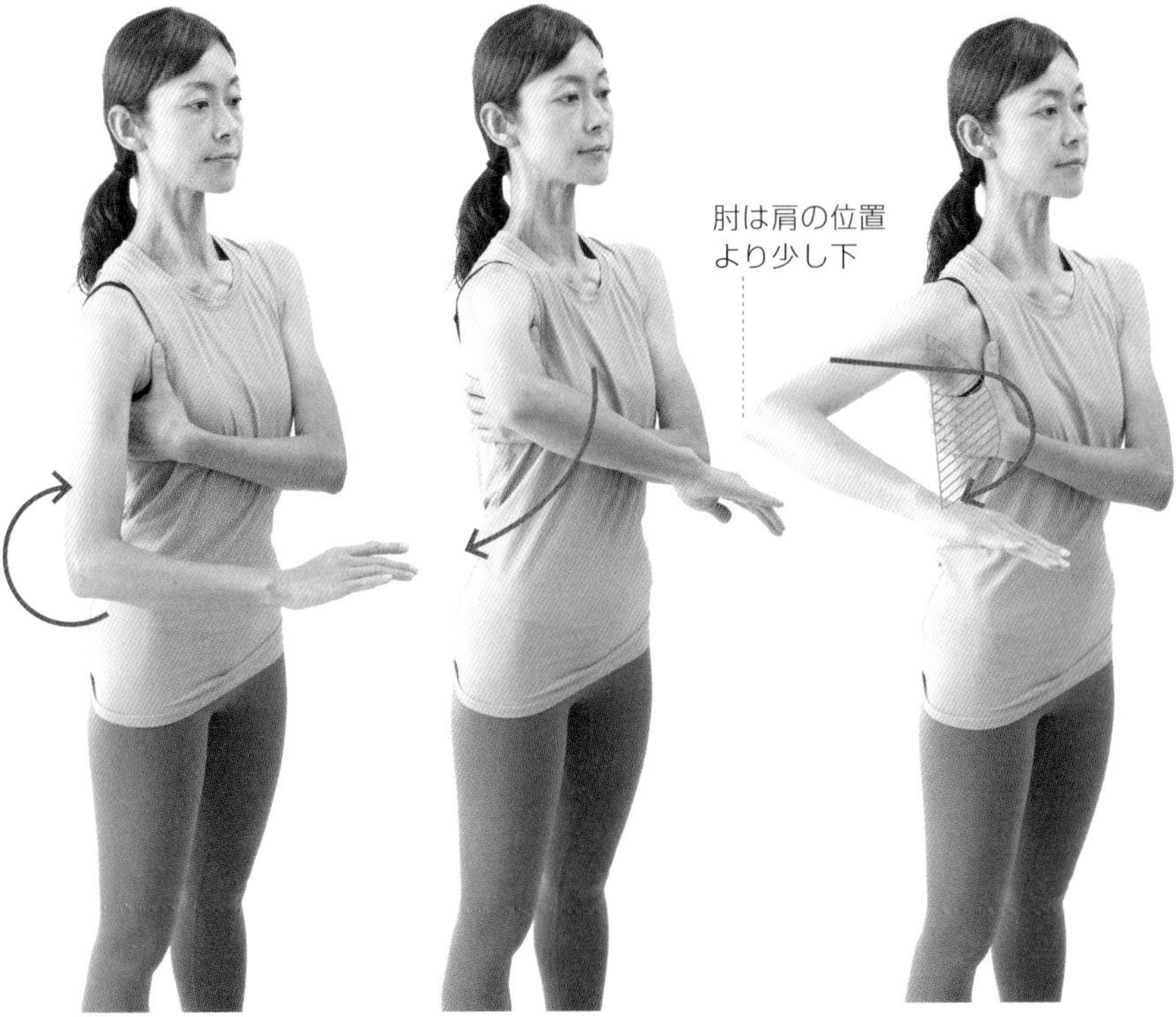

反対側も同様に

⑬ライオンドリンキング

前鋸筋（脇の下）を強化し、肩の位置を下げるエクササイズです。

5回

1 膝をつけて四つん這いになり、上半身を下げる

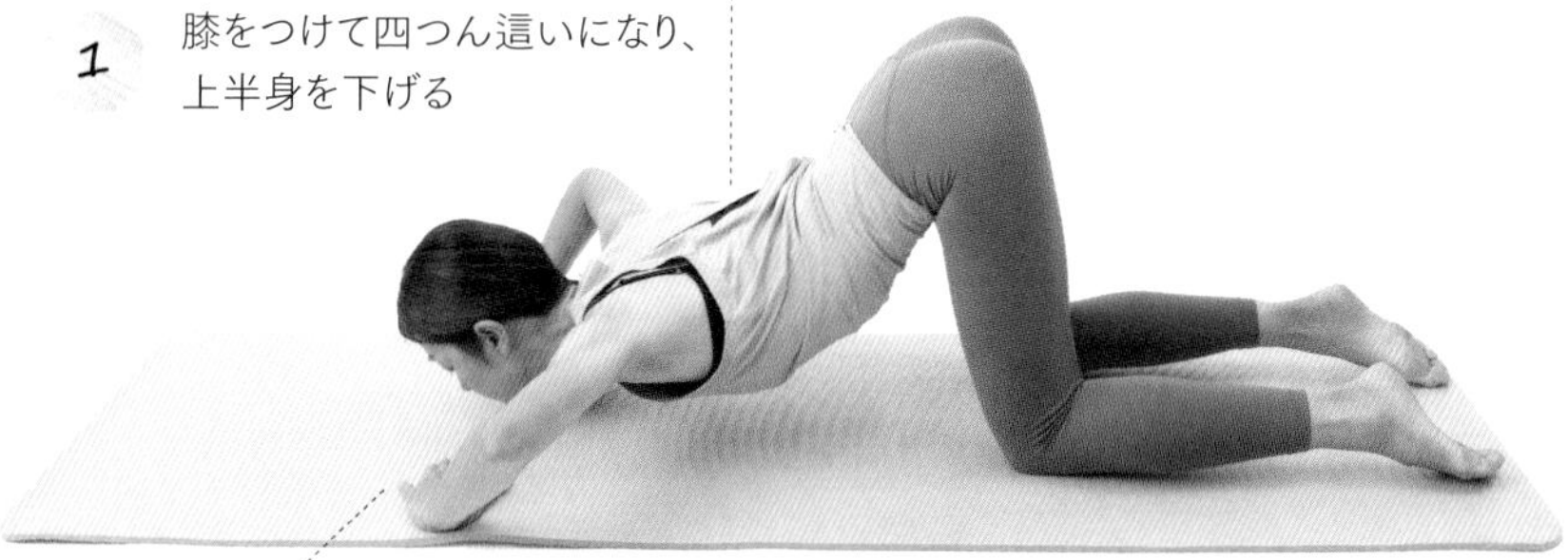
胸を張り、肩甲骨を寄せる
両手はハの字に

2 両肘を伸ばしながら上半身を起こす（脇から床を押す意識で）

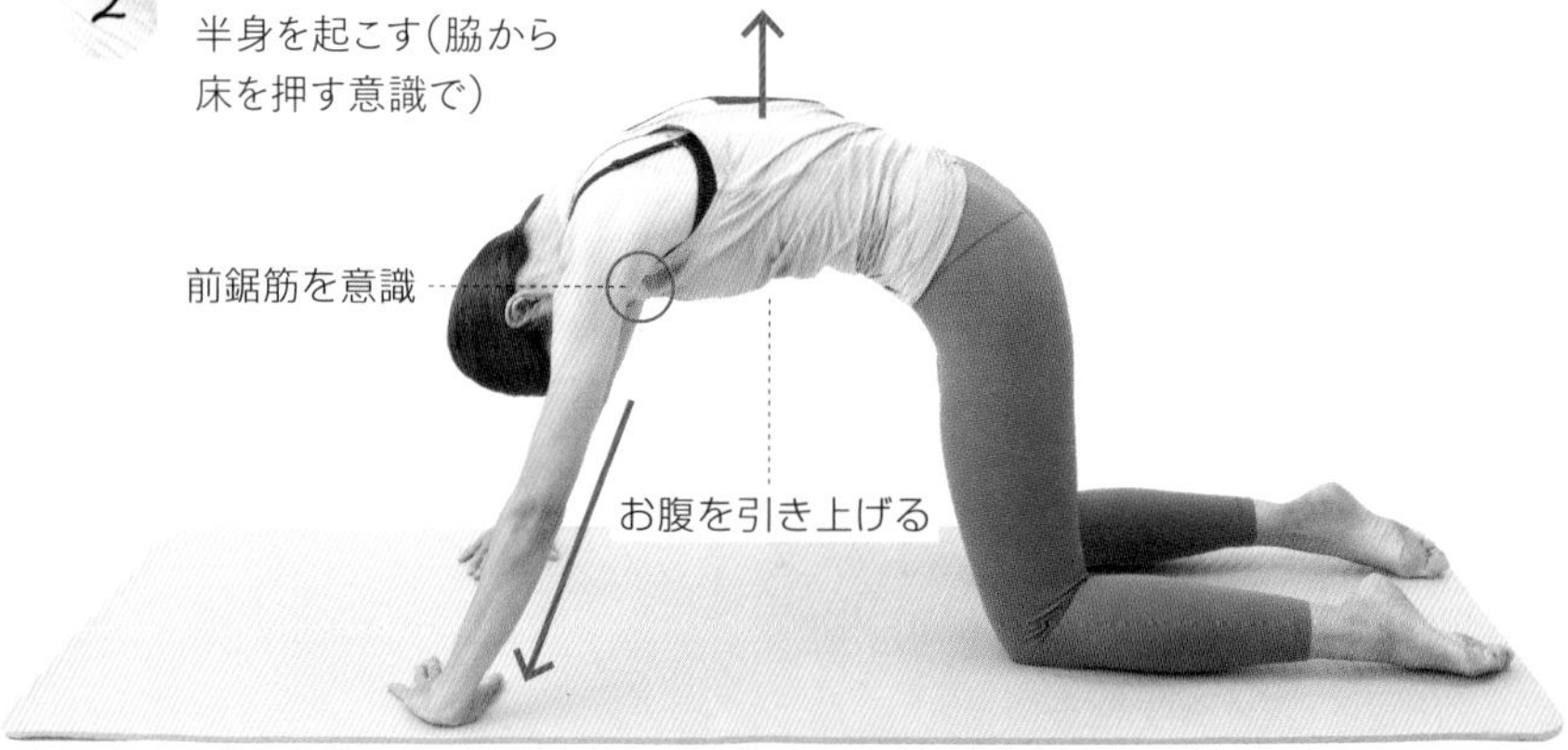
前鋸筋を意識
お腹を引き上げる

⑭サイドプランク

前鋸筋（脇の下）を強化し、肩の位置を下げるエクササイズです。

5回

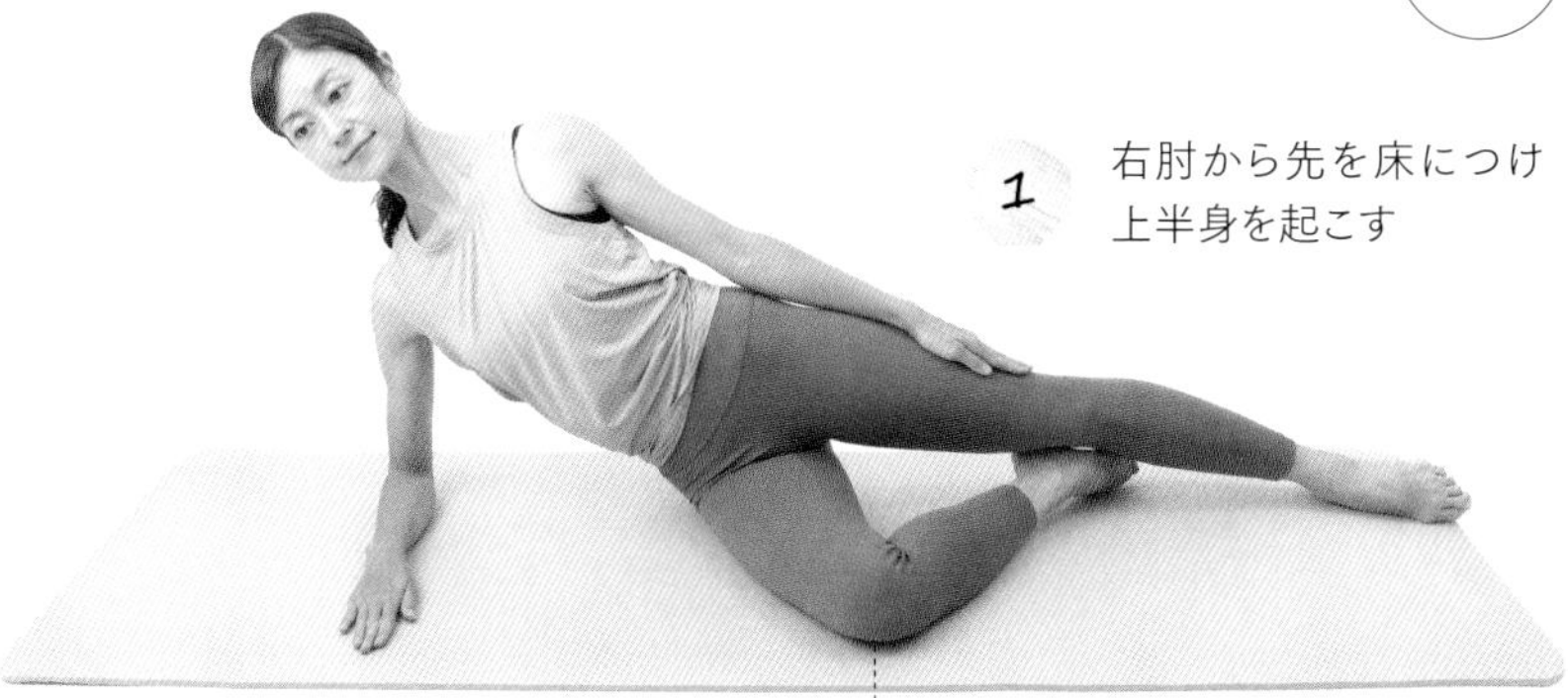
右膝を曲げる

1 右肘から先を床につけ
上半身を起こす

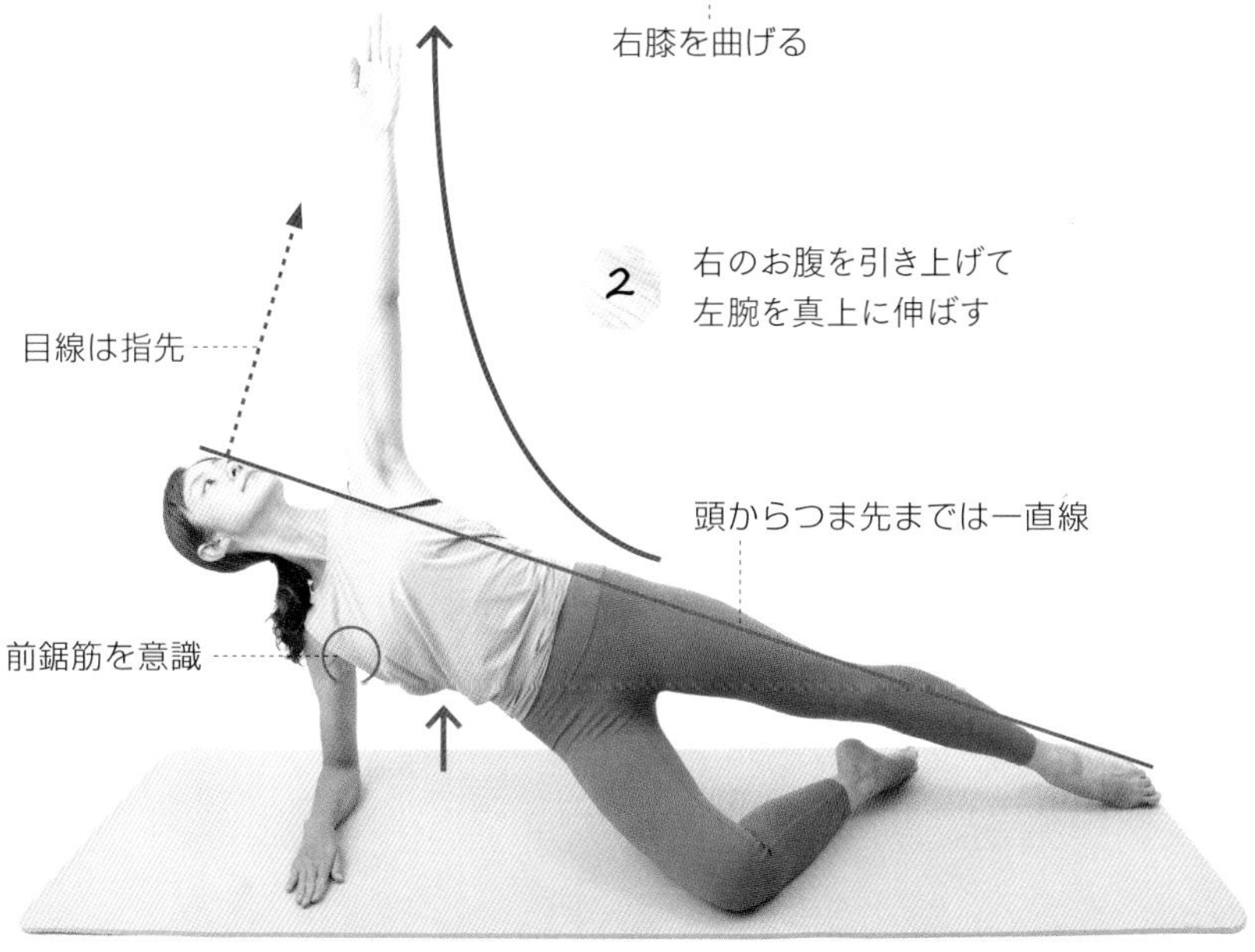
目線は指先
頭からつま先までは一直線
前鋸筋を意識

2 右のお腹を引き上げて
左腕を真上に伸ばす

反対側も同様に

猫背の多くは骨盤のゆがみ

猫背の人の大半は、骨盤がゆがんでしまっています。

骨盤のゆがみは、骨盤が前方へ傾く骨盤前傾タイプと骨盤が後ろへ傾く骨盤後傾タイプに分けることができます。どちらも不良姿勢のみならず、肩こりや腰痛の根本的な原因となります。

　そもそも骨盤は、左右の寛骨《かんこつ》（腸骨、坐骨、恥骨）と仙骨、尾骨で構

骨盤の構造

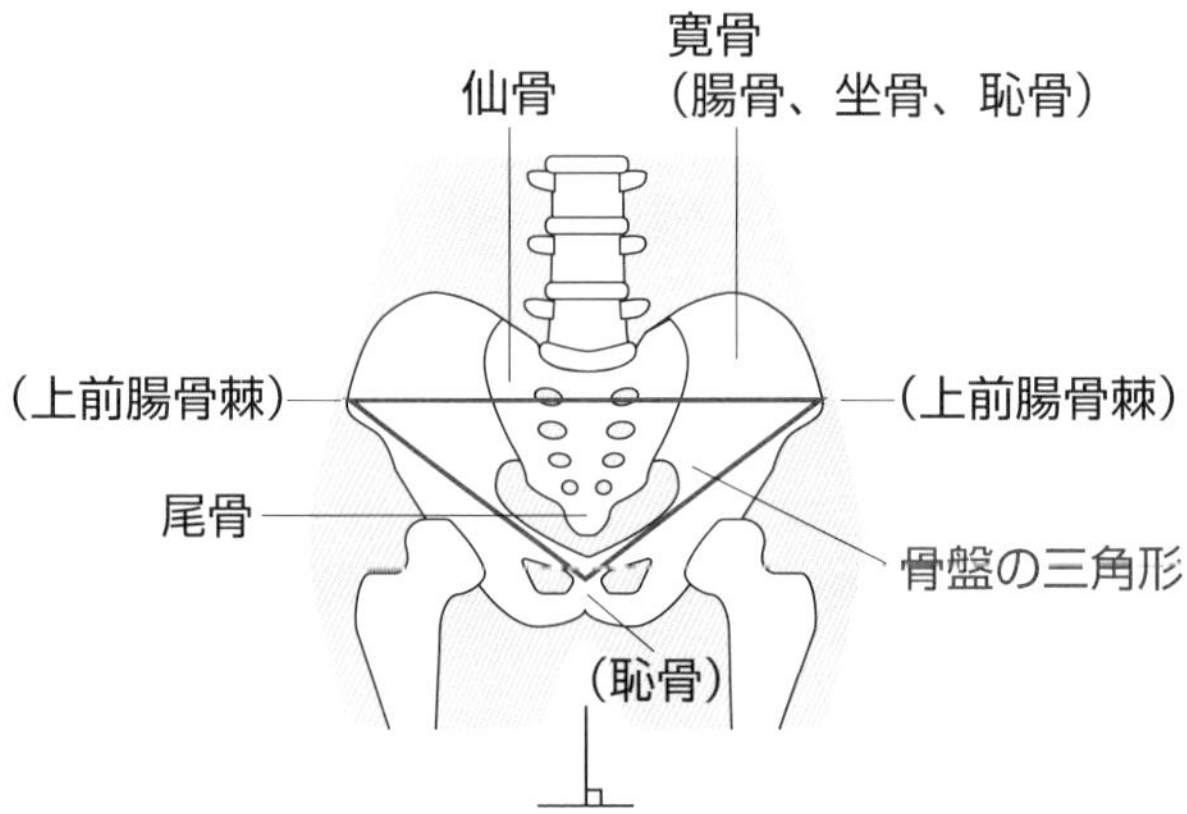

正しい骨盤の位置

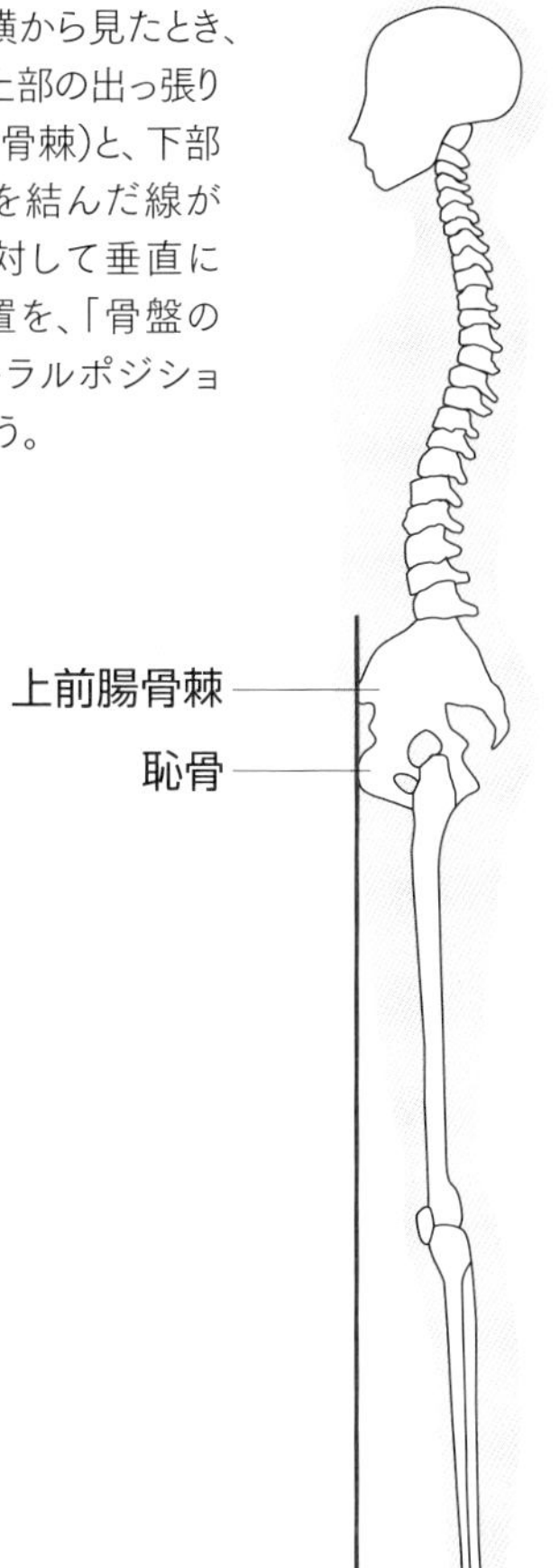

骨盤を横から見たとき、寛骨の上部の出っ張り（上前腸骨棘）と、下部（恥骨）を結んだ線が地面に対して垂直になる位置を、「骨盤のニュートラルポジション」という。

成されています。骨盤の正しい位置は、ニュートラルポジションと表現します。自分自身のニュートラルポジションを知るためには、「骨盤の三角形」を理解しておくことが大切です。

骨盤の三角形とは、骨盤の左右上の出っ張った骨（上前腸骨棘《じょうぜんちょうこつきょく》）と下部（恥骨）を結んだ線でできる三角形のことです。この骨盤の三角形を結んだ線を床に向かって下げていき、床に対して垂直になっていれば、骨盤は正しい位置にあるといえます。

骨盤前傾

骨盤前傾とは、骨盤が前側に傾いた状態です。反り腰で腰が大きく前側へカーブしている人は、骨盤前傾タイプです。反り腰のバランスを取るため、背中が後ろへカーブすることによって、猫背になってしまいます。

骨盤前傾タイプは、反り腰の姿勢でデスクワークをしている人、ヒールの高い靴をよく履く女性、子育て中で赤ちゃんを抱っこしている人などに多い傾向があります。

骨盤が前傾すると重心が前側へ傾くため、太ももの前やふくらはぎが太くなります。腹筋のみぞおち付近と太ももの裏の筋肉が長くなり、反対に股関節の前面、太ももの前、腰背部の筋肉が短くなる傾向にあります。その影響でお腹がぽっこり出たり、お尻が垂れてしまったりするわけです。なお、骨

骨盤前傾

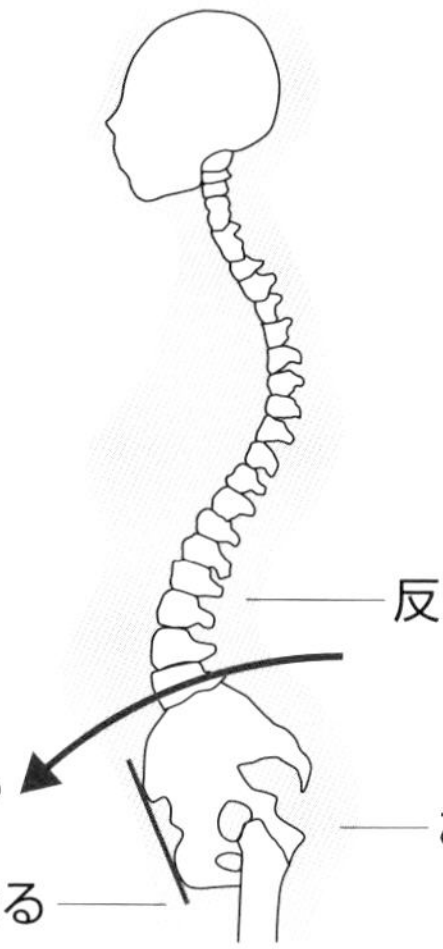
反り腰
ぽっこりお腹になる
お尻が垂れる
太ももが張る

腸骨の上部が前に出て、恥骨が後ろにいく。骨盤全体が前に傾いた状態

盤が前傾していると、腰痛や股関節痛を引き起こす可能性も大きくなります。

すらっとしたまっすぐな足を手に入れるには、まず反り腰を改善する必要があります。そのためには、お腹のインナーマッスルを働かせることが大切で、腹圧を上げて骨盤を後傾方向へ誘導します。

また、反り腰の人は太ももの前が張っており、お尻がたるむ傾向にあります。太ももの前の筋肉を伸ばすストレッチが有効です。さらに、お尻から太ももの裏の筋肉を鍛えると、前傾している骨盤を起こす（元に戻す）ことにつながり、効果的です。

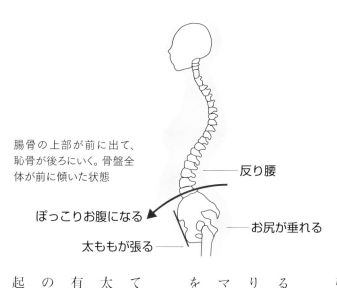

⑮ ペルビックティルト

腹圧を上げて骨盤を後傾させるエクササイズです。

5回

1 仰向けになり息を鼻から吸って膝を立てる

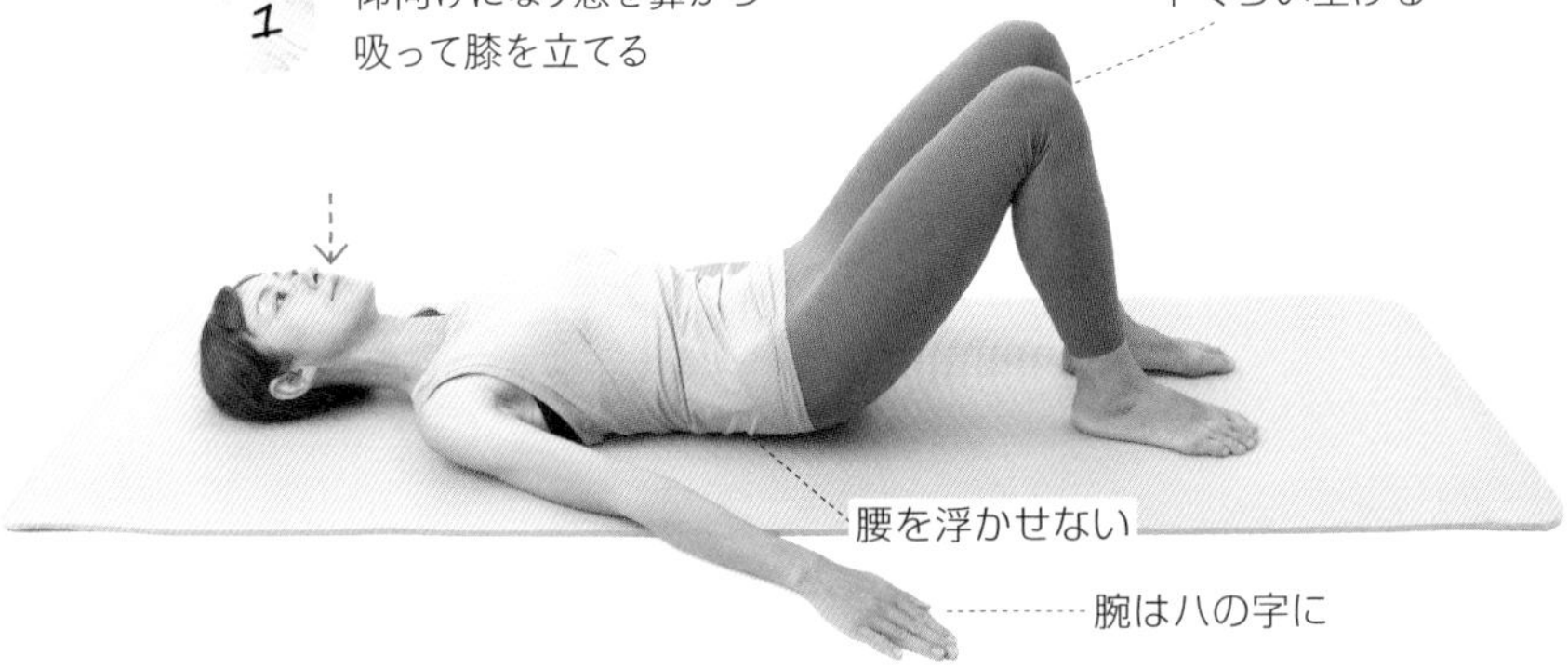
両膝はこぶしひとつ
半くらい空ける
腰を浮かせない
腕は八の字に

2 息を口から吐きながらお腹を凹ませて骨盤を後傾し、わずか(手のひらが入るぐらい)にお尻を持ち上げる

お腹を凹ませることで腹圧を上げる
足の裏で床を押す

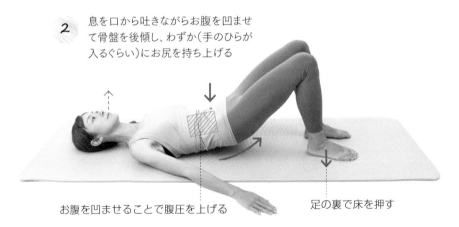

⑯キャットストレッチ

腹圧を上げて骨盤を後傾させるエクササイズです。

5回

1

四つん這いになり
息を鼻から吸って
前を向く

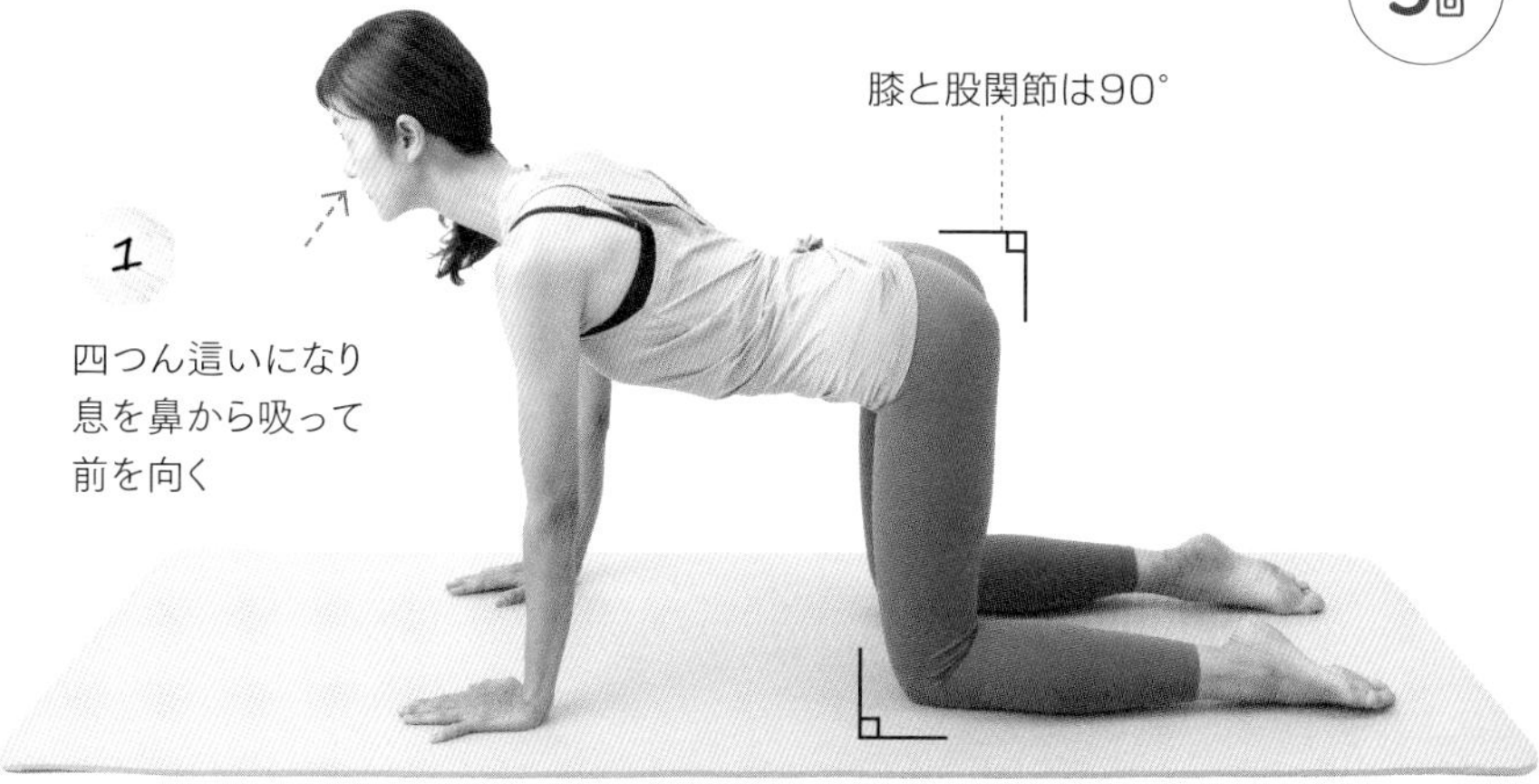

膝と股関節は90°

2

息を口から吐きながら、お腹を引き上げて骨盤を後傾させる

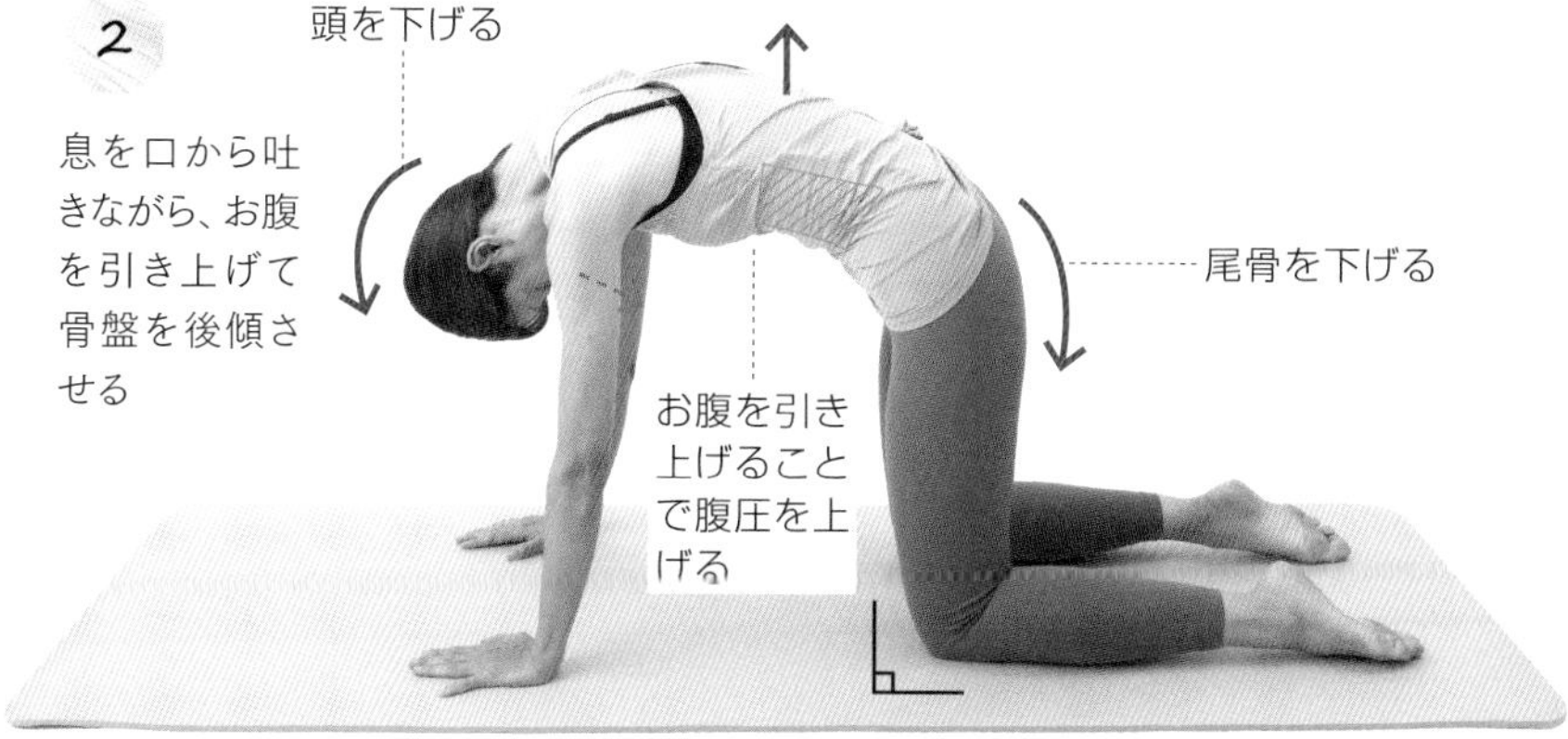

頭を下げる
尾骨を下げる
お腹を引き上げることで腹圧を上げる

⑰ 前もものストレッチ

前もも（大腿四頭筋）を伸ばすストレッチです。

1 仰向けになり
右膝を曲げる

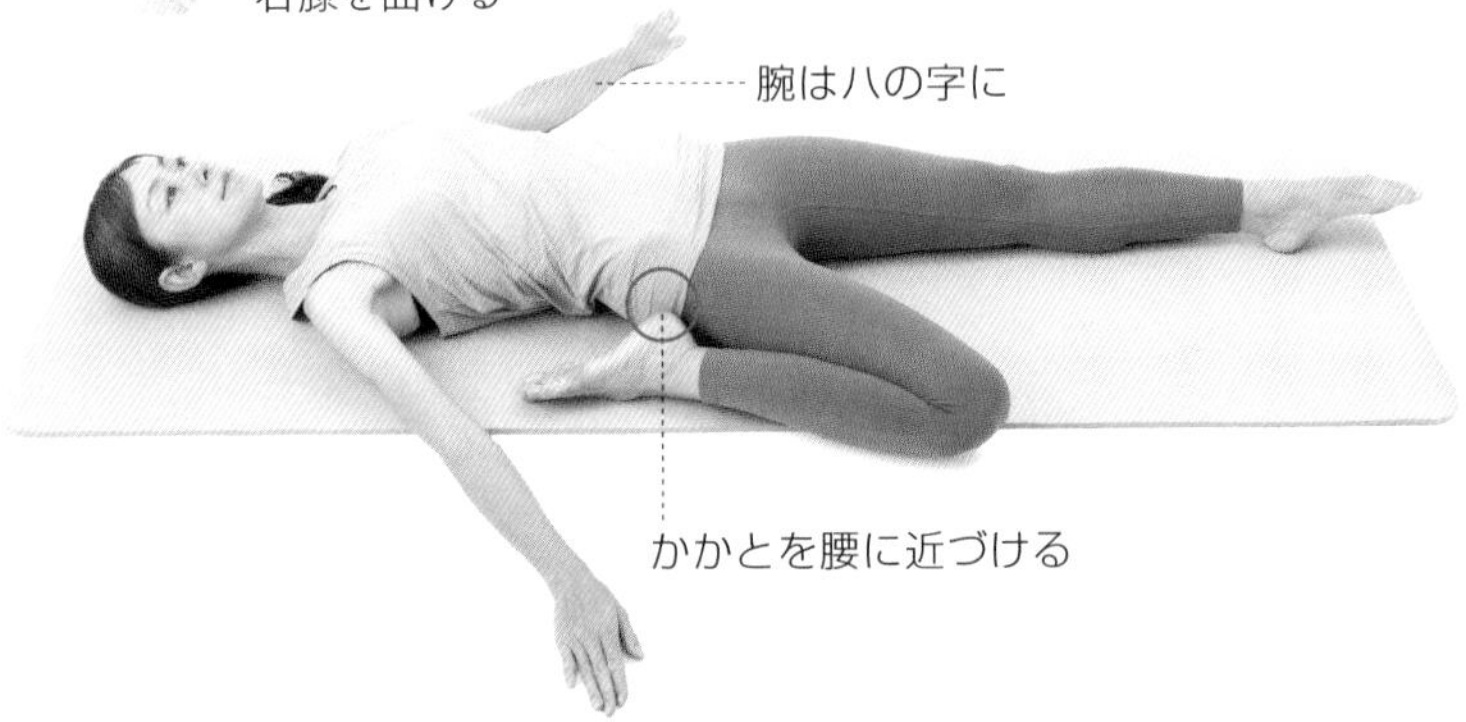
腕はハの字に
かかとを腰に近づける

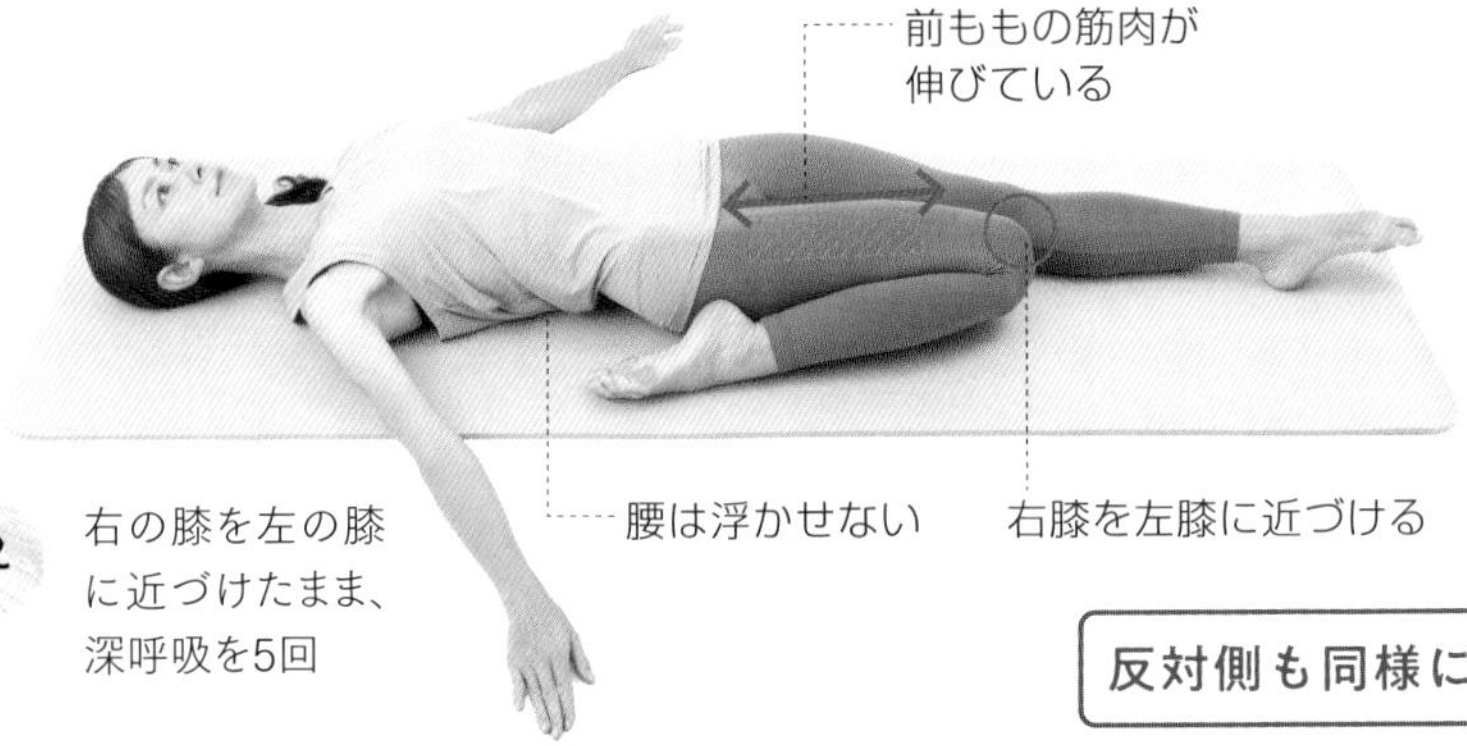
前ももの筋肉が
伸びている
腰は浮かせない
右膝を左膝に近づける

2 右の膝を左の膝
に近づけたまま、
深呼吸を5回

反対側も同様に

腰が浮いてしまうと正しくストレッチされないので気をつけて！ 左右の膝をできるだけ近づけましょう

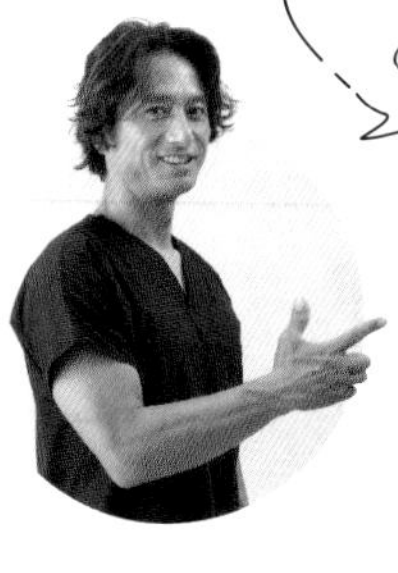

⑱ 足の付け根のストレッチ

足の付け根（大腰筋）を伸ばすストレッチです。

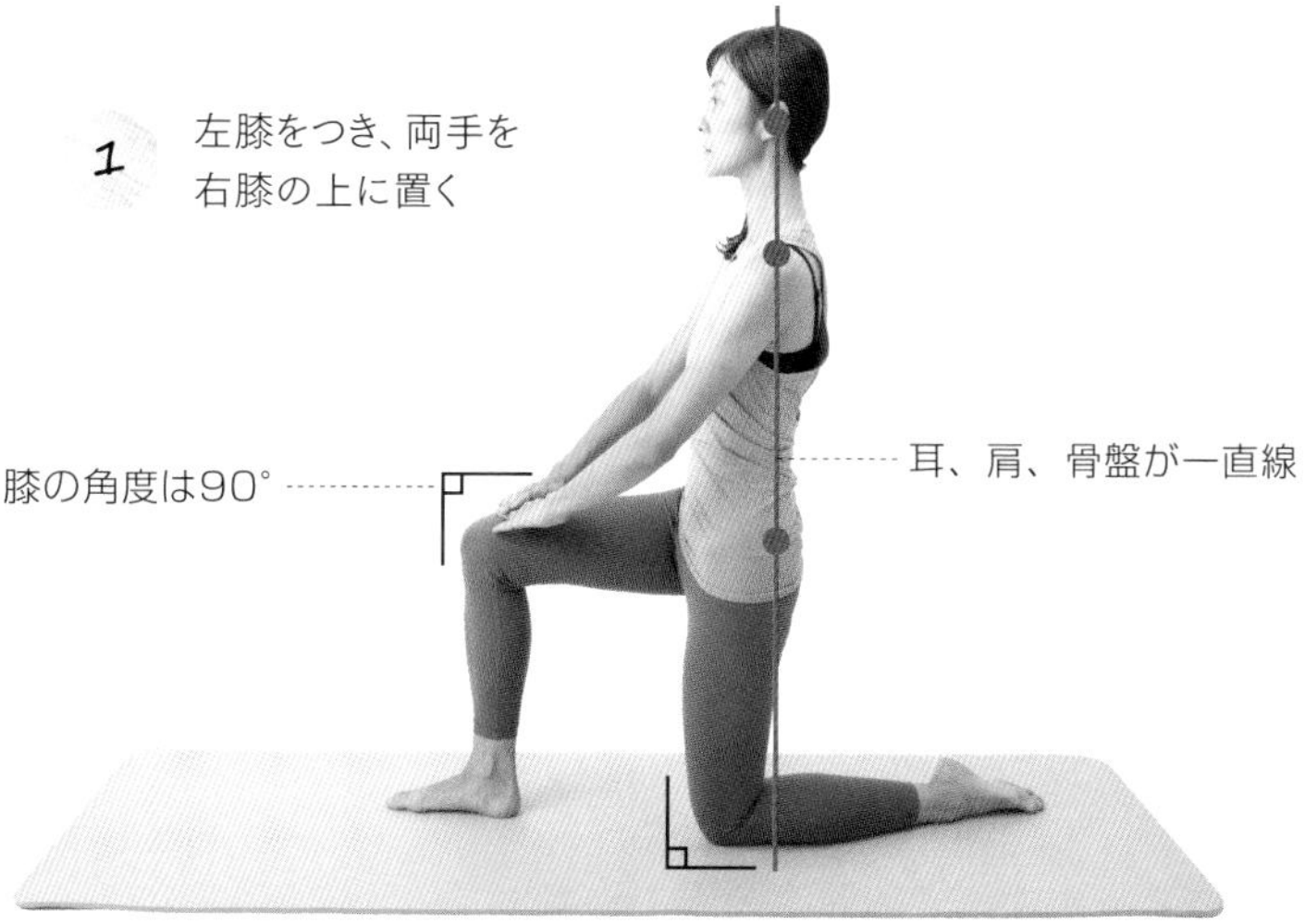

1
左膝をつき、両手を
右膝の上に置く
膝の角度は90°
耳、肩、骨盤が一直線

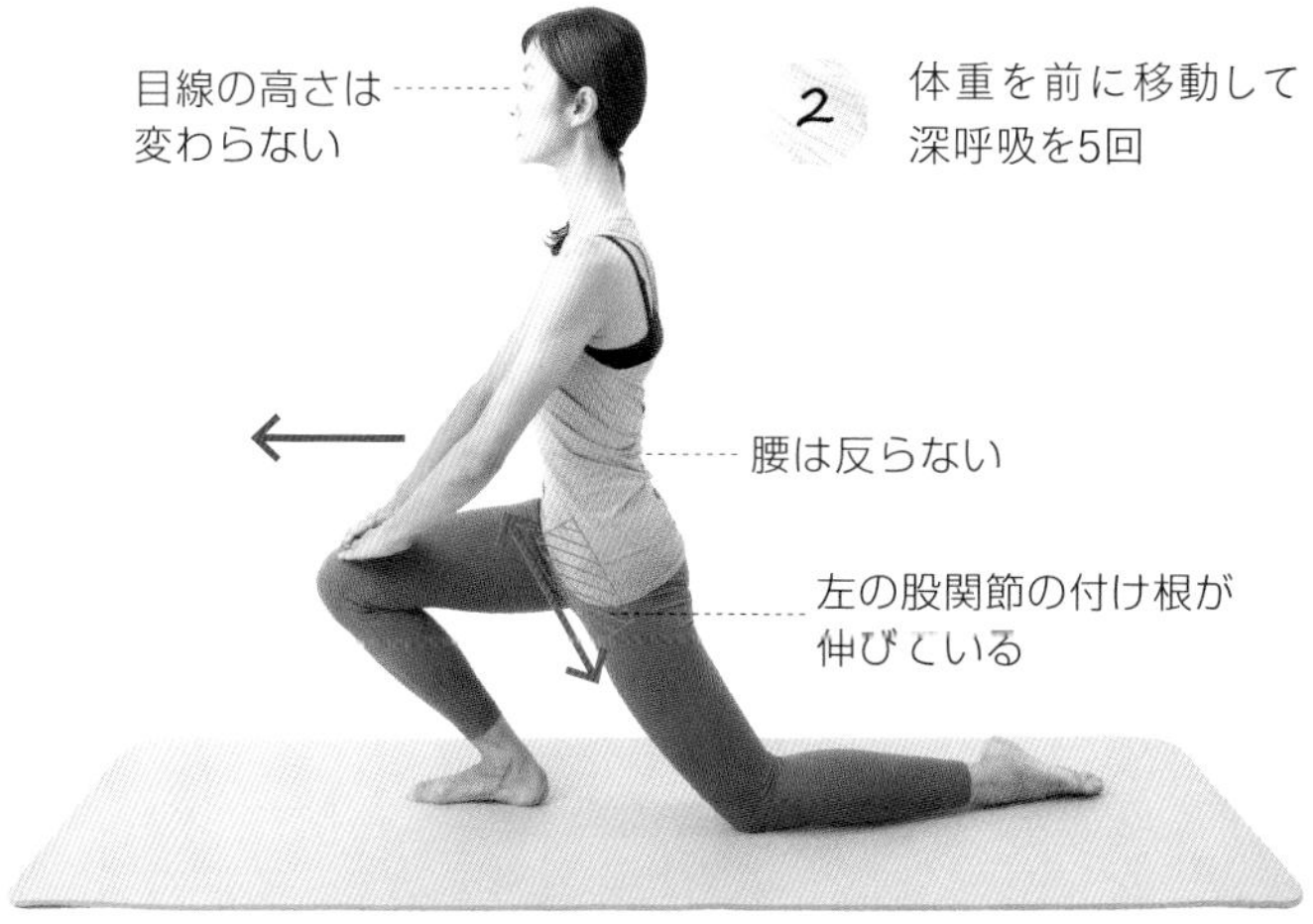

目線の高さは
変わらない
2
体重を前に移動して
深呼吸を5回
腰は反らない
左の股関節の付け根が
伸びている

反対側も同様に

骨盤後傾

骨盤後傾とは、骨盤が後ろに傾いた状態です。胸椎を中心に背中全体が丸くなるタイプの猫背をひきおこします。

基本的に、腰は少し前に反っているのが正しい位置で、骨盤後傾タイプの人は腰の反りが少ない状態といえます。椅子やソファに浅く座り、背もたれによりかかるような姿勢を長く続けていると、骨盤が後ろに傾きます。

骨盤後傾タイプの猫背は、長時間のデスクワークに従事する人、腹筋が弱い人、運動不足や老化で筋力が低下している人に多い傾向があります。

骨盤後傾の人は、太ももの裏やお尻、腹筋のみぞおち付近の筋肉が短くなりがちです。そして股関節の前面、太ももの前、腰背部の筋肉などが長くなる傾向にあります。

骨盤後傾

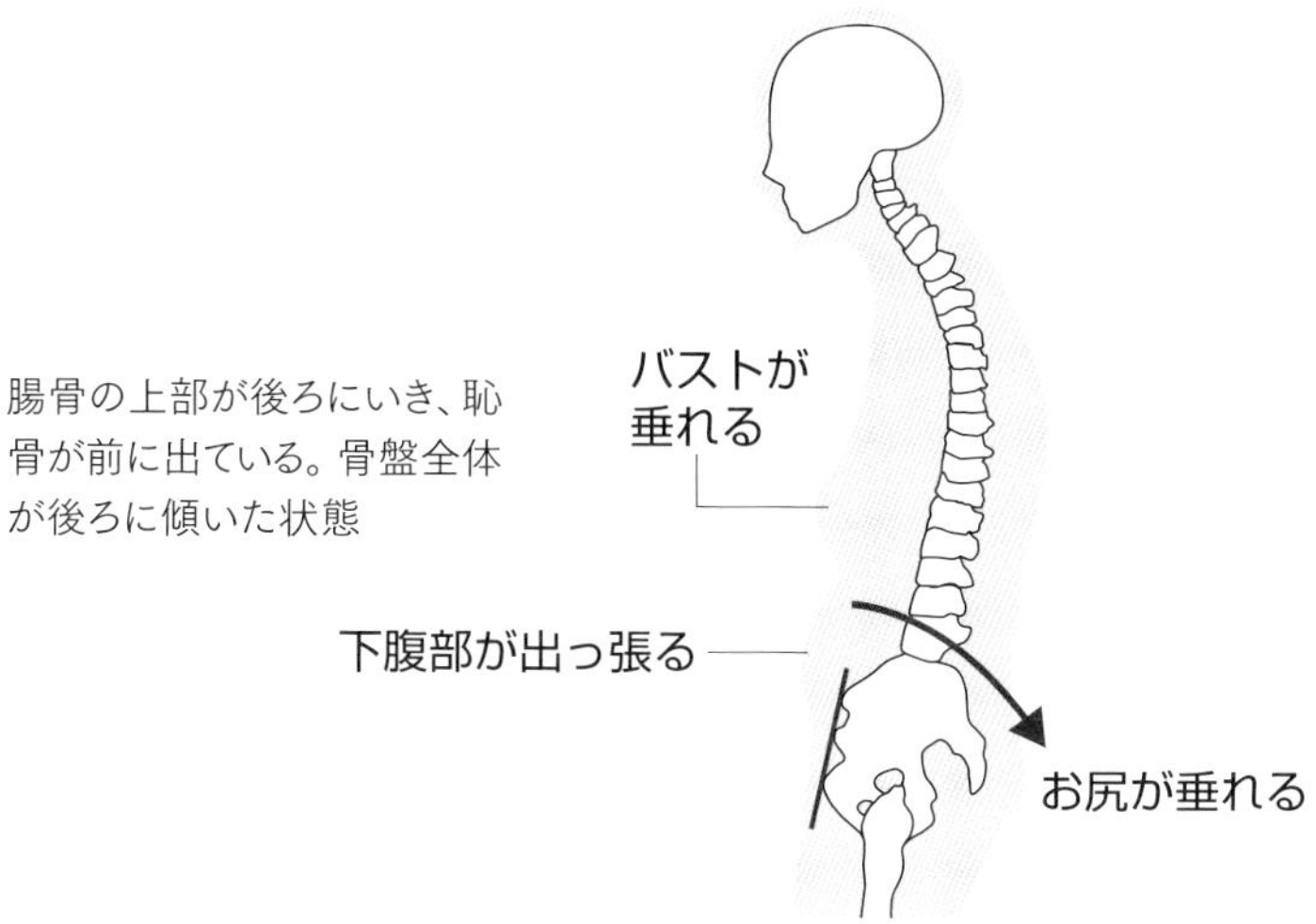
腸骨の上部が後ろにいき、恥骨が前に出ている。骨盤全体が後ろに傾いた状態
バストが垂れる
下腹部が出っ張る
お尻が垂れる

お尻や太ももの裏、みぞおち付近の筋肉をストレッチで伸ばしつつ、腹部インナーマッスルや下半身の筋肉を鍛えましょう。

なお、骨盤後傾タイプの猫背は、骨盤前傾タイプの猫背よりも老けて見えます。実際、高齢者やつえ歩行の人のほとんどは、骨盤後傾になっています。

座ったときは、坐骨の下が座面についた状態になっています。椅子に座るときは、バスタオルなどを四つ折りにして、座面の後方（坐骨の下）に置いてみましょう。こうすることで、骨盤が前傾方向へ起き上がります。

美しい座り方

年齢を重ねると、立ち姿だけでなく、座ったときの姿勢も崩れてきます。耳、肩、骨盤、くるぶしが一直線上に並ぶゴールデンラインを、座っているときもしっかり意識しましょう。

足裏は全体をしっかり床につけましょう。かかとが浮いてしまうのはＮＧです。膝は90度、股関節も90度に曲げ、骨盤の上に頭がくるよう心がけます。へその位置を少し高くなるように意識すると背筋は自然と伸びます。

気をつけたいのは、座ってパソコンやスマホを見ているときです。パソコンで作業するときは、脇を軽く閉じます。脇が開くと肩を内側に巻きこみやすく猫背につながります。肩が上がってしまうので肩こりの原因にもなります。スマホを見るときは目線の高さで持ち、顎を軽く引きましょう。

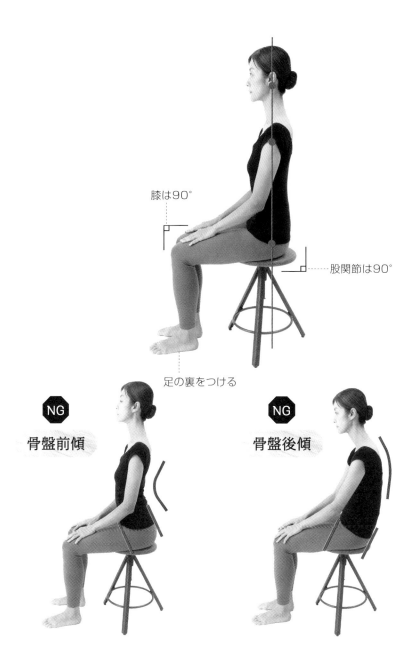

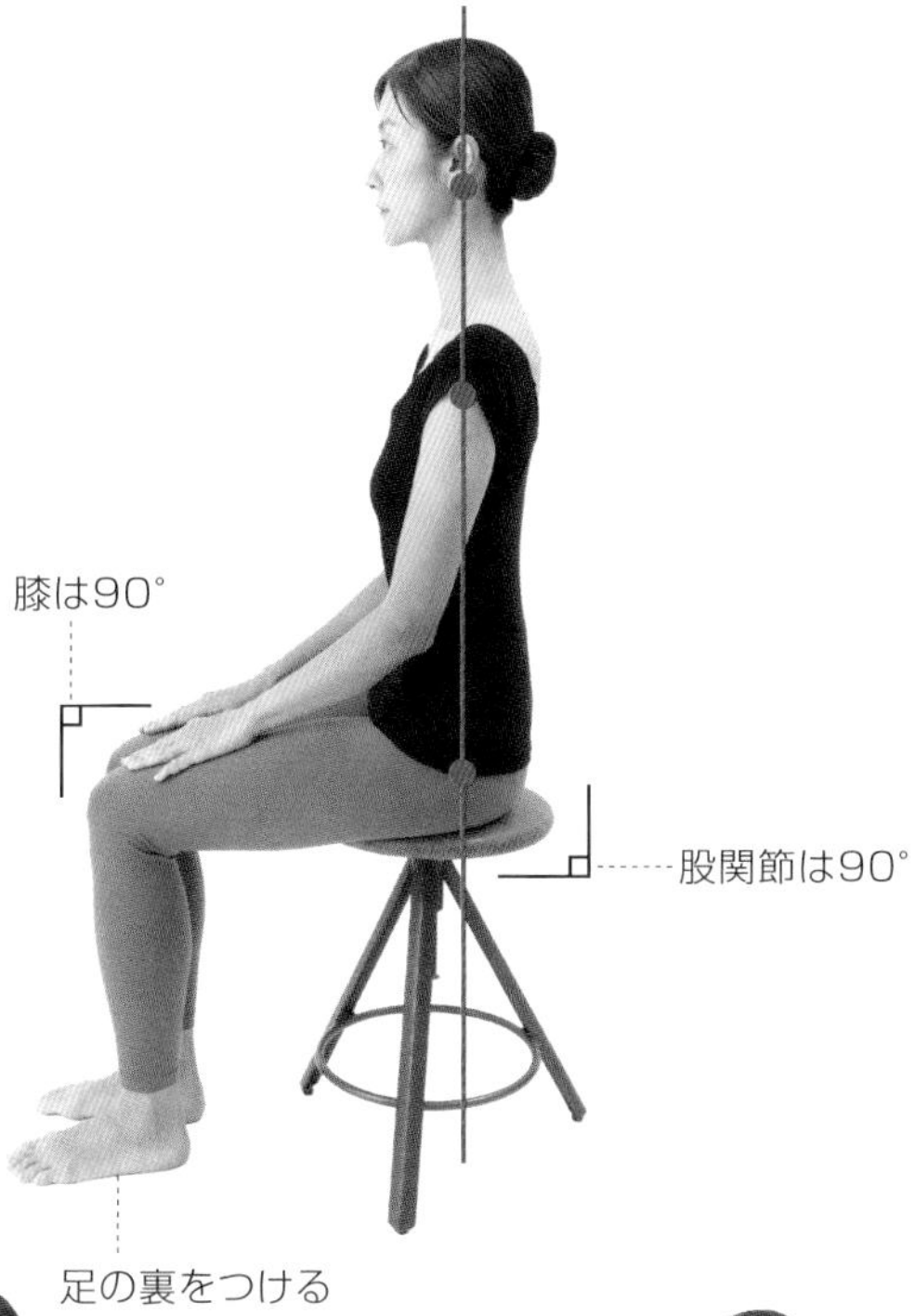
膝は90°
股関節は90°
足の裏をつける

NG
骨盤前傾

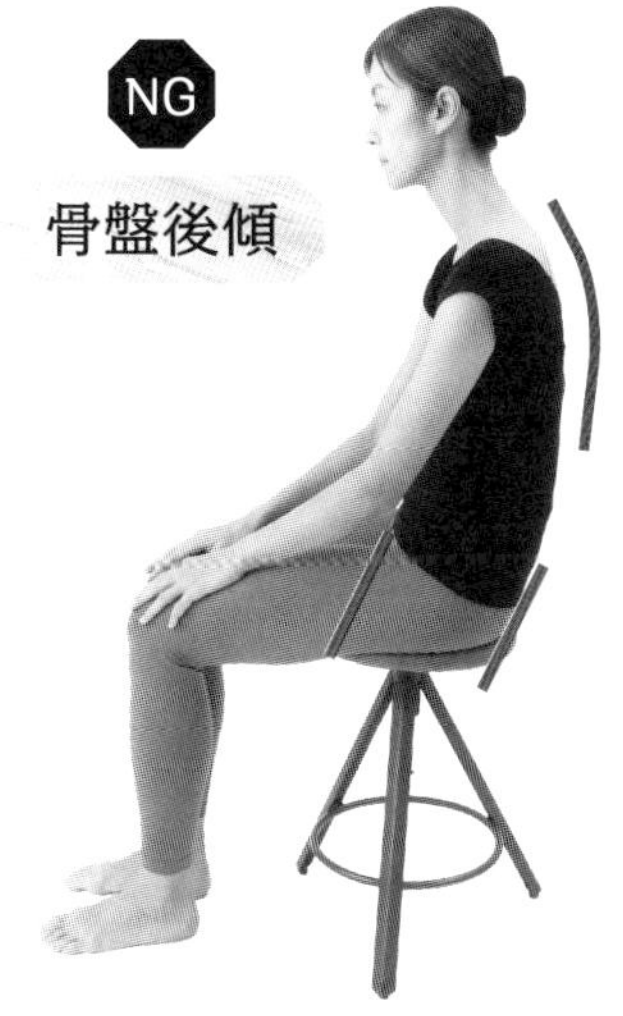
NG
骨盤後傾

⑲お尻のストレッチ

お尻の筋肉を伸ばすストレッチです。

左右
3セットずつ

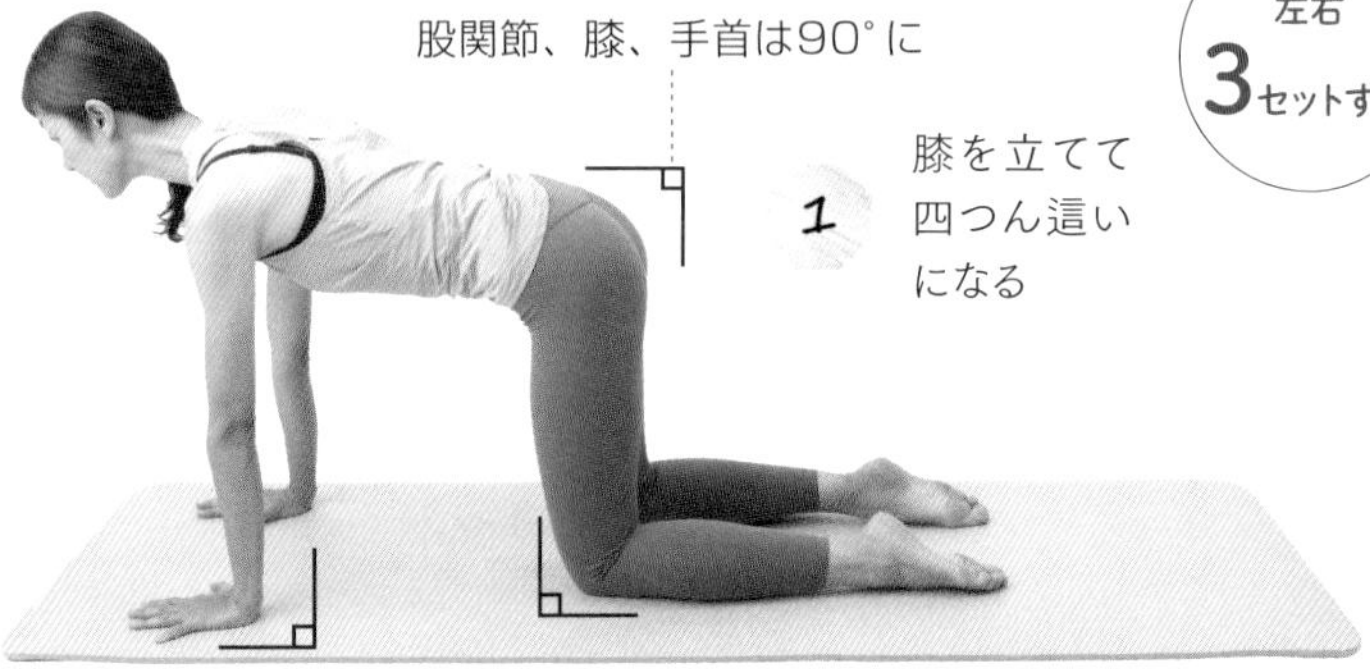
股関節、膝、手首は90°に

1 膝を立てて四つん這いになる

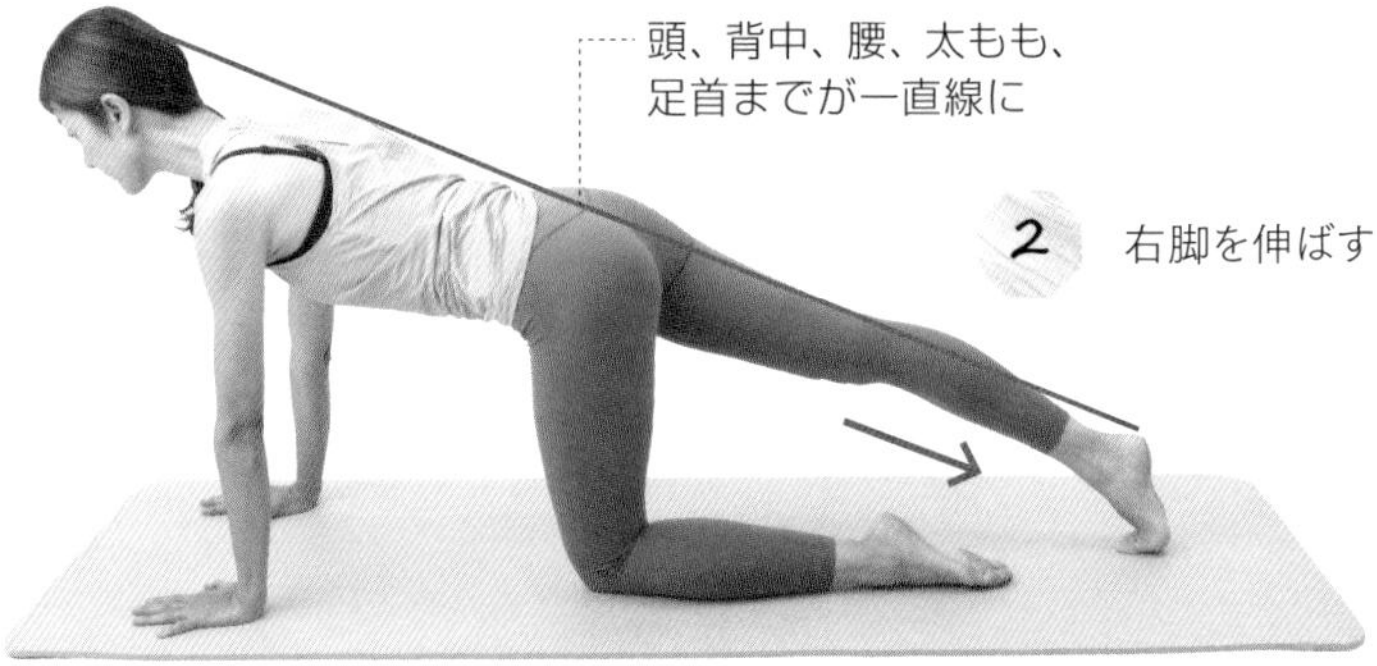
頭、背中、腰、太もも、
足首までが一直線に

2 右脚を伸ばす

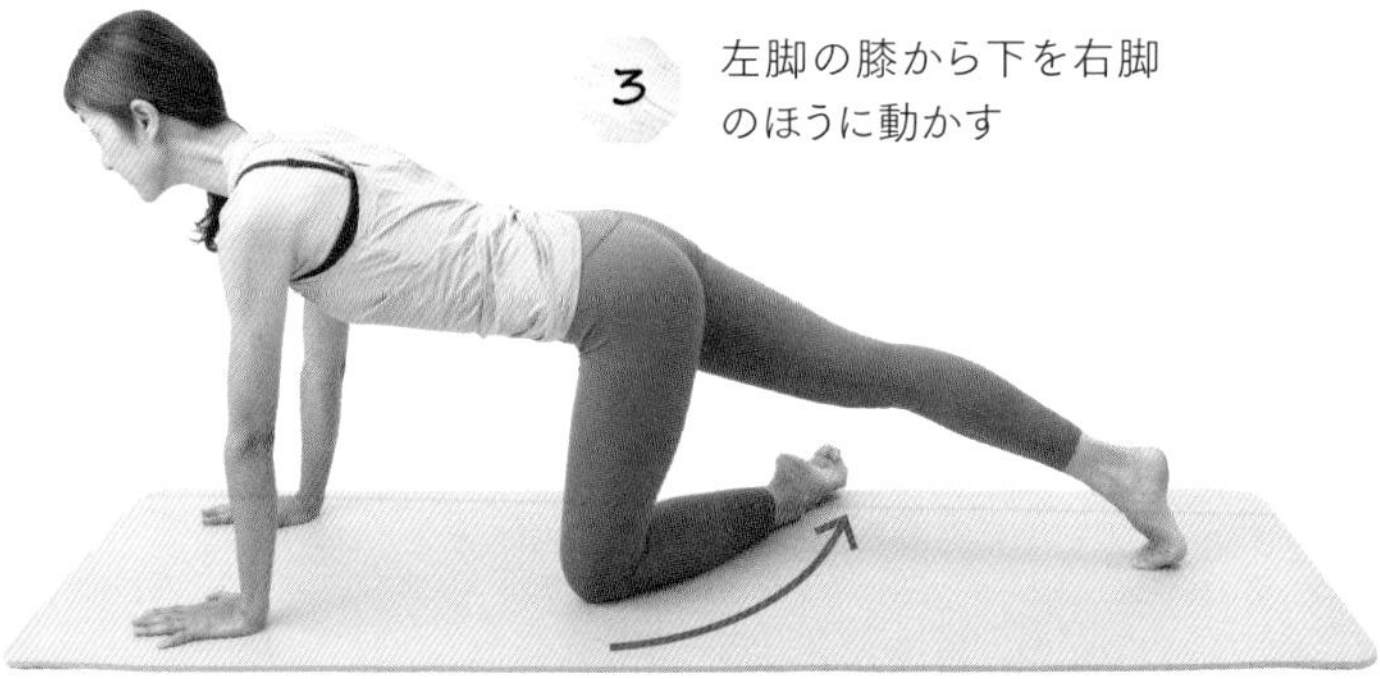

3 左脚の膝から下を右脚のほうに動かす

4 肘を曲げて前腕を
床につけ、腰を落とす

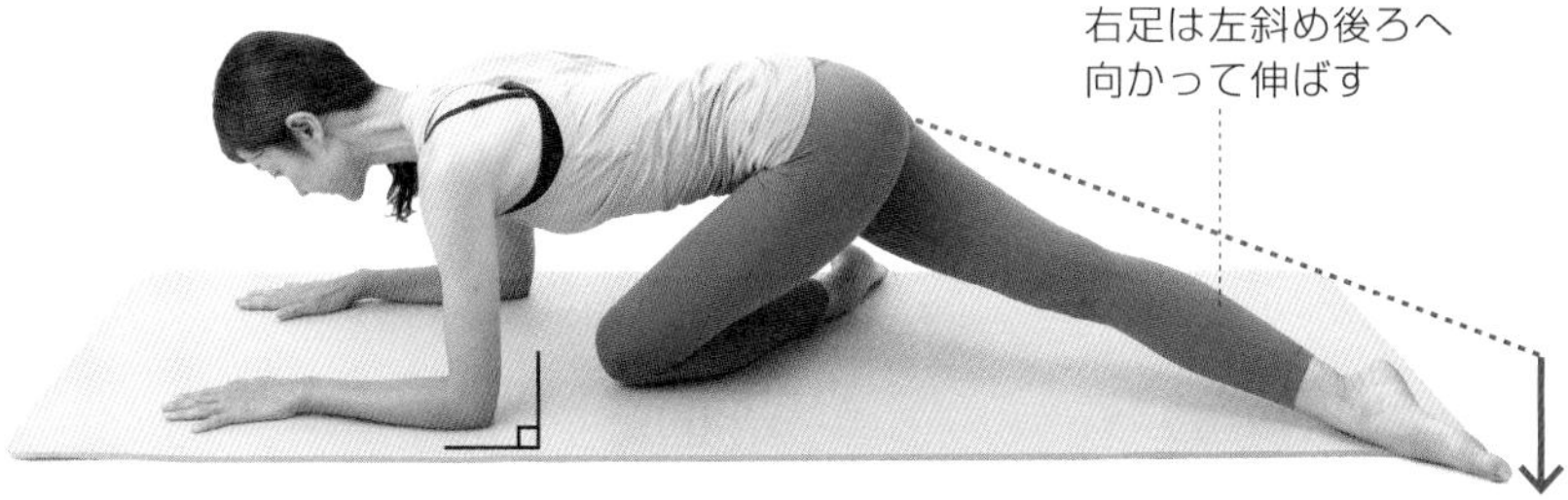
右足は左斜め後ろへ
向かって伸ばす

5 右手を斜め前へ向かって伸ばし、
頭を下げたまま深呼吸を3回

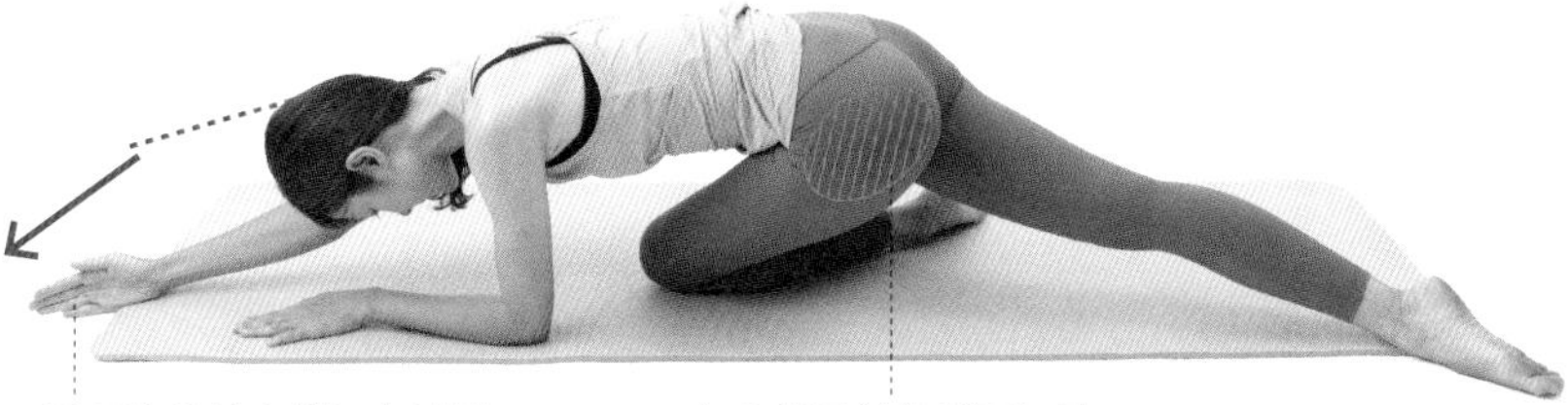
手のひらは内側に向ける
左のお尻が伸びている

反対側も同様に

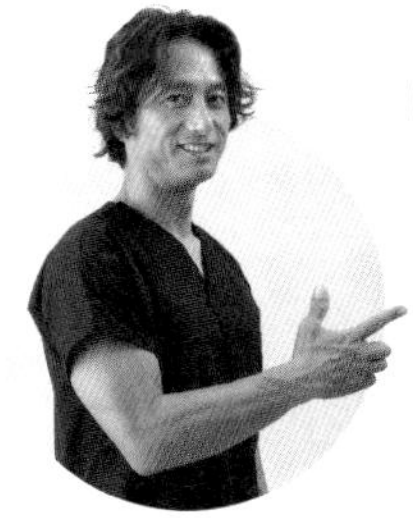

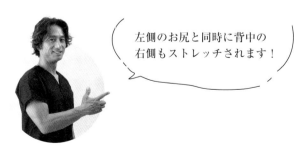

左側のお尻と同時に背中の
右側もストレッチされます！

⑳裏もものストレッチ

裏もも（ハムストリング）を伸ばすストレッチです。

左右
3セットずつ

1 片膝を立てて、両手を床につける

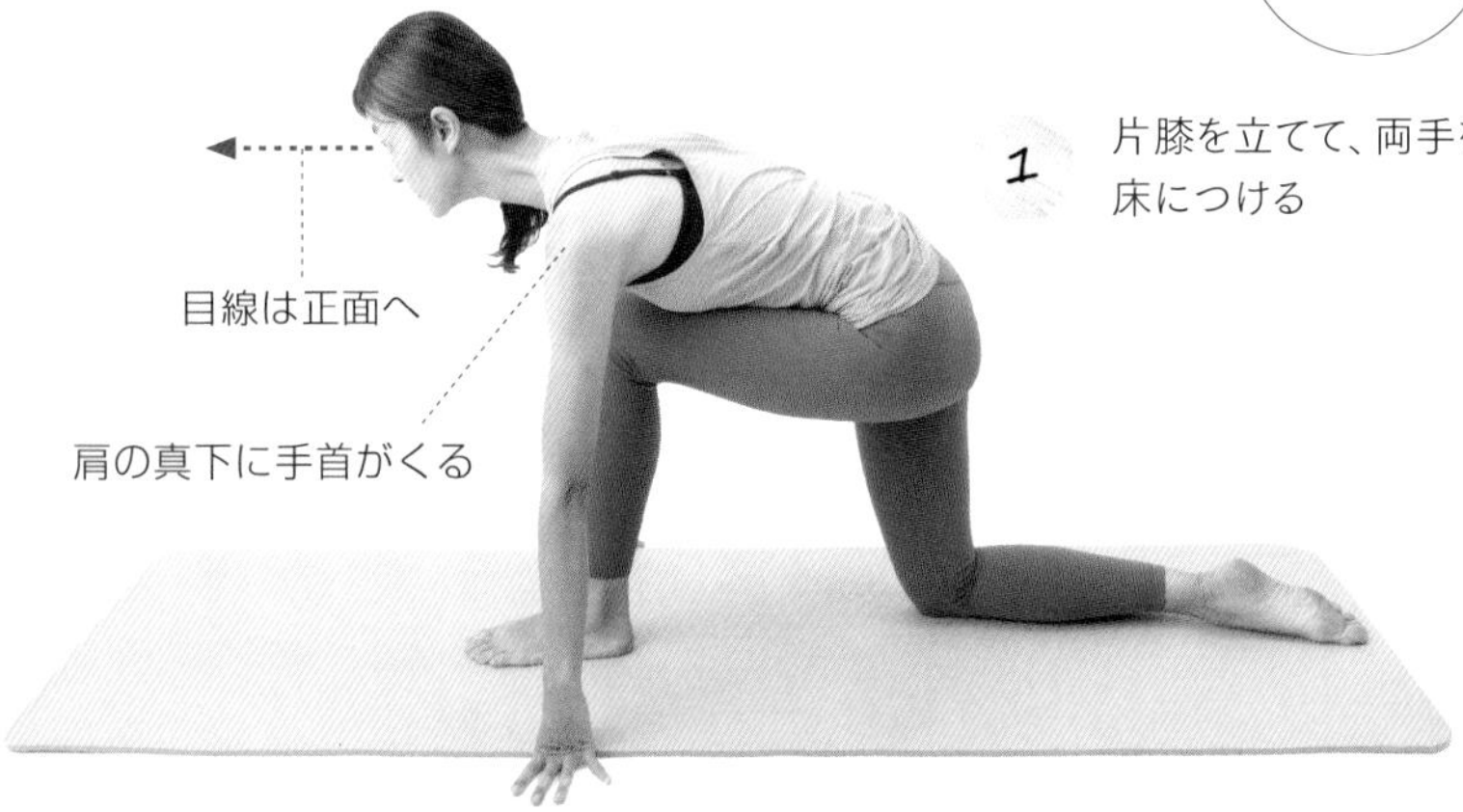
目線は正面へ
肩の真下に手首がくる

2 左膝を伸ばす

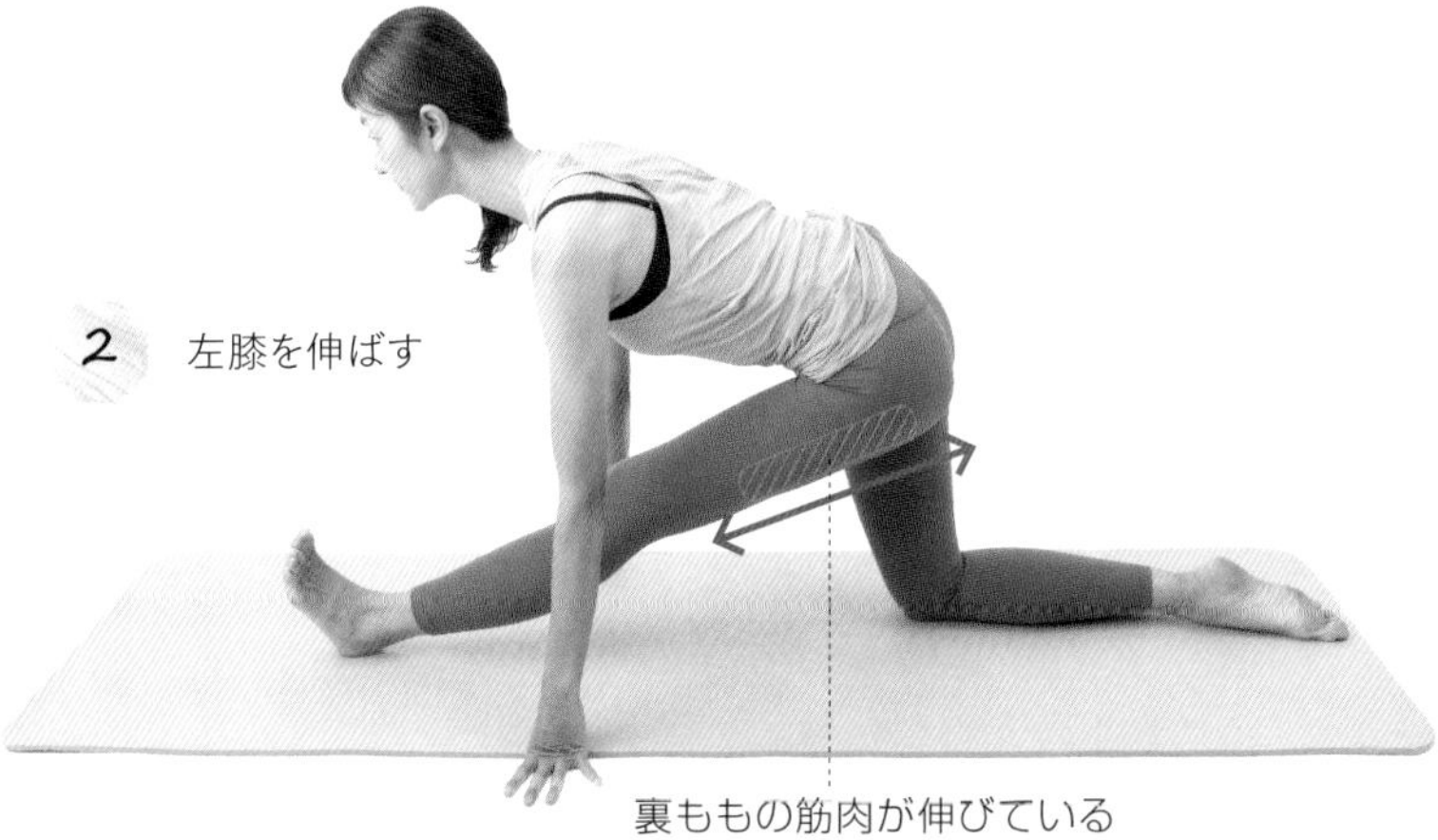
裏ももの筋肉が伸びている

裏ももが硬い人は2の位置で止めてもかまいません。余裕のある人は3にチャレンジしてみましょう！

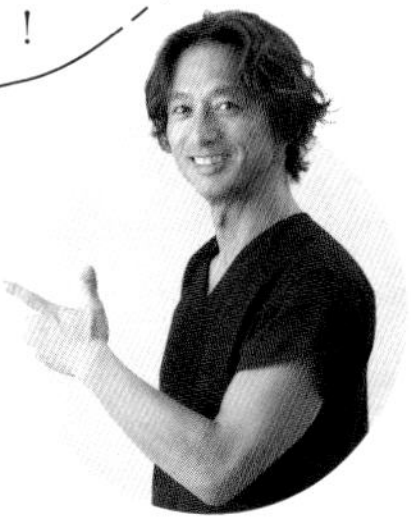

3 お尻をゆっくりと後ろに引き、深呼吸を3回

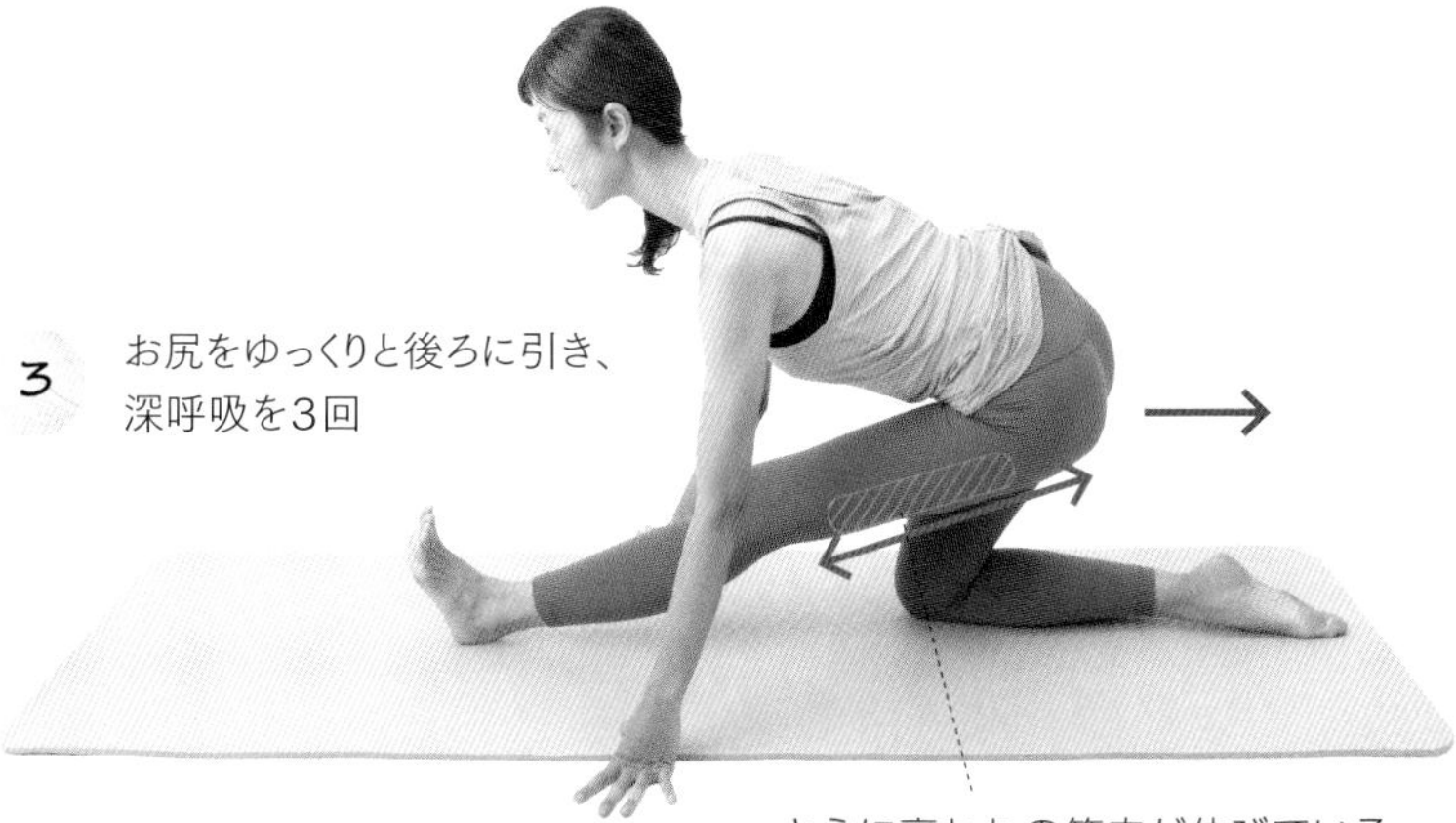

さらに裏ももの筋肉が伸びている

㉑ スワン

背骨を長く伸ばしながら
腹部の筋肉をストレッチしていきます。

5回

1 うつ伏せになり、
両肘を曲げる

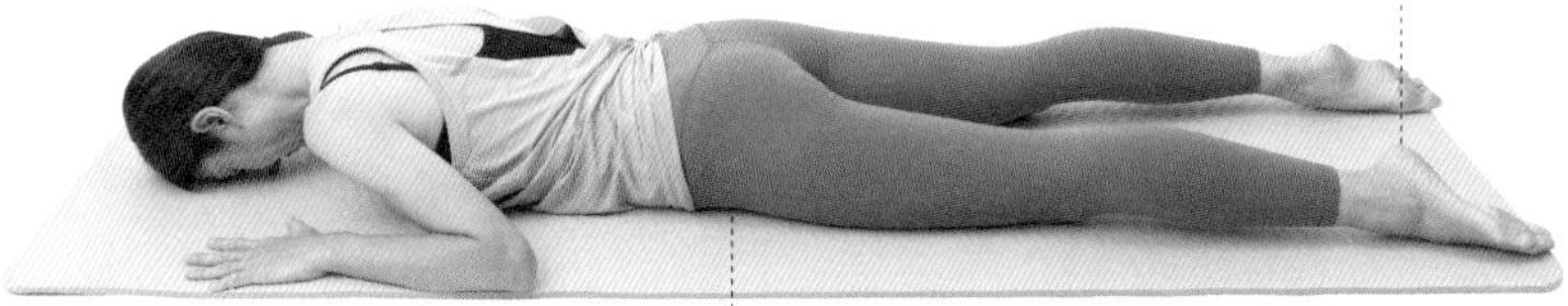
両脚は腰幅に
腰が反らないように、恥骨を床に押しつける
前腕を床につける

2 前腕で床を押しながら
上半身を起こす

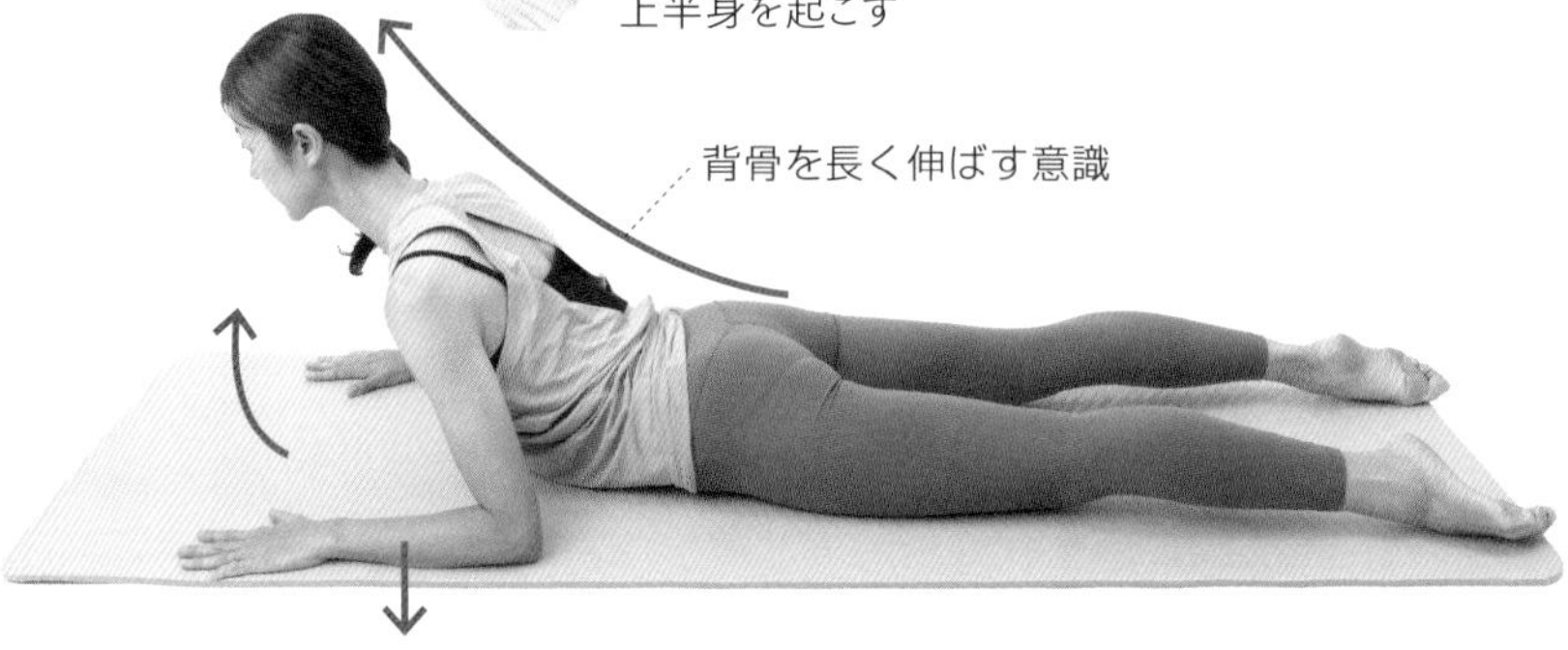
背骨を長く伸ばす意識

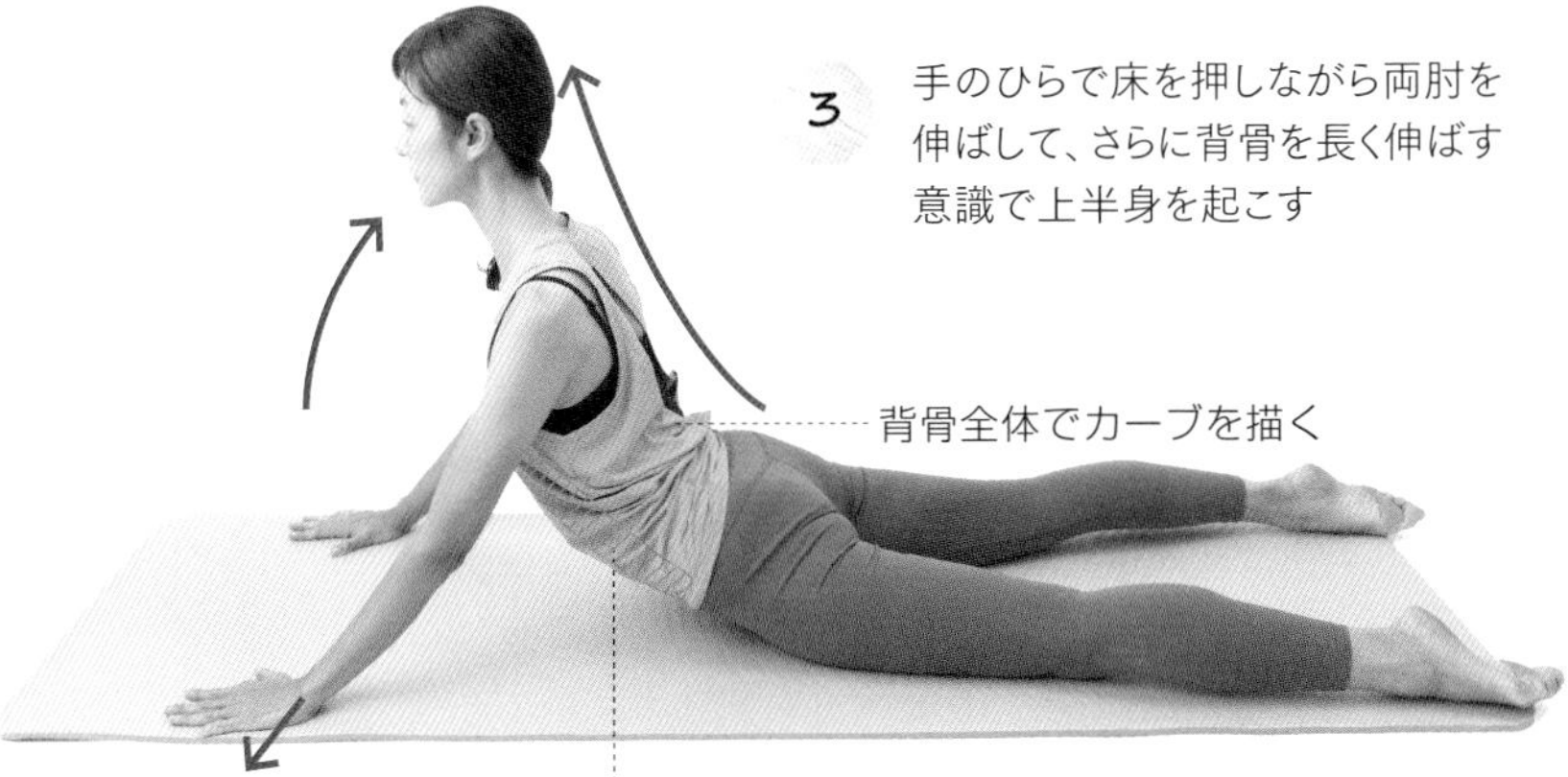
背骨全体でカーブを描く
腹部の筋肉を伸ばす意識

3 手のひらで床を押しながら両肘を伸ばして、さらに背骨を長く伸ばす意識で上半身を起こす

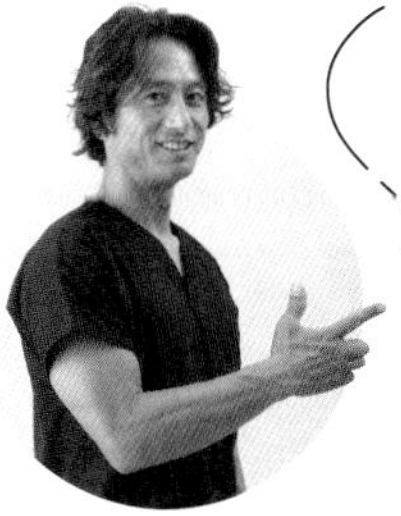

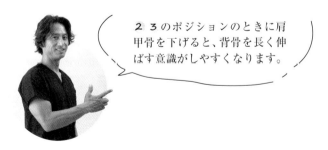

2 **3** のポジションのときに肩甲骨を下げると、背骨を長く伸ばす意識がしやすくなります。

Chapter 2

エロンゲーションでさらなる美を追求

ゴールデンラインの肝となるのは、「体の軸伸長《エロンゲーション》」。そのために必要なエクササイズを、パーツごとに行いましょう。

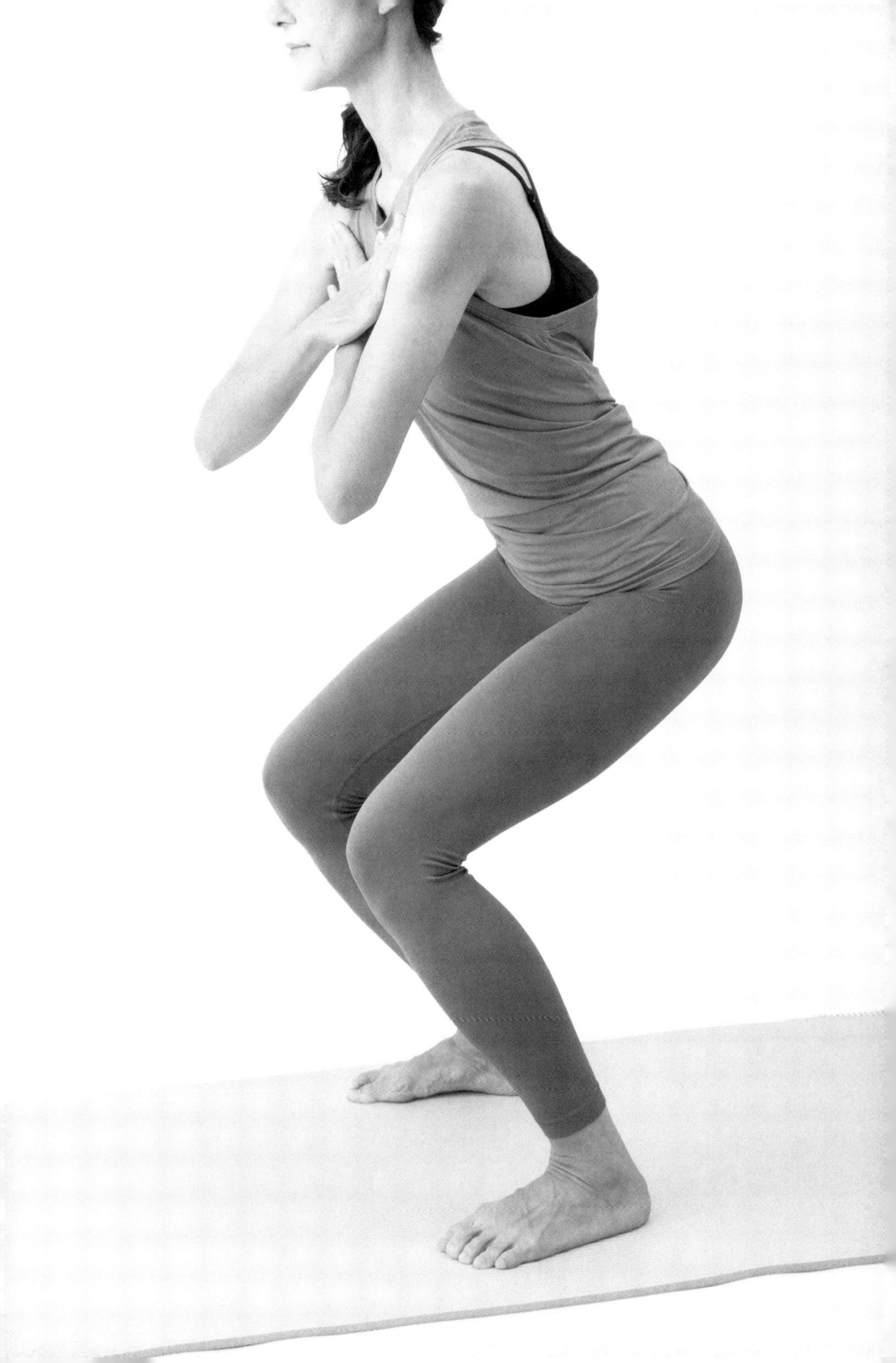

エロンゲーションする

Chapter 1で、ゴールデンラインを意識して、猫背や反り腰を改善するストレッチ、エクササイズを紹介してきました。ここからは、美しさがとくに重要となるバレリーナやモデルのスタイル・姿勢を目指していきます。

私は整骨院でバレリーナのパフォーマンス向上のため、またケガをしない体をつくるためのサポートをしています。

バレリーナのような美しいゴールデンラインをつくるには、エロンゲーションをする必要があります。エロンゲーションとは「軸の伸張」といって、体の真ん中の軸が上下に伸ばされているような状態です。姿勢の美しさが求められるバレエの基本動作であり、とても重要です。

人間は、赤ちゃんとして生まれ、仰向けや寝返り、ハイハイ、つかまり立

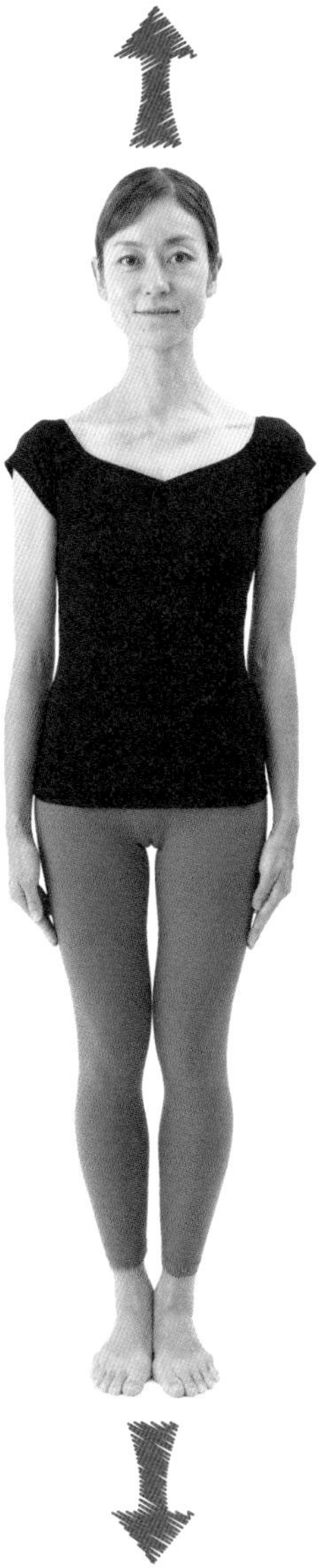

ちを体得し、やがて二本足で歩くようになっていきます。その過程のなかで、バランスをコントロールしながらエロンゲーションを体得し、自然と正しい姿勢を保てるようになっていきます。

エロンゲーションは、まさに人間の成長過程で行われていることそのもの。無意識のうちに体全体のバランスを整えることができるのです。

エロンゲーションの方法は、頭のてっぺんが天井から引っ張られ、かつ足で地面を押すイメージを持って、体を上下に伸ばします。視線は遠くを見つめ、肩がすくまないよう首を長くします。

そうやって姿勢を伸ばすことで、背筋がすらっと伸びた良い姿勢に改善されます。

エロンゲーションしたまま呼吸をくり返してみると、自然とお腹が引き締まっていく感覚を感じとれるはずです。じつに効率的な姿勢の整え方といえるでしょう。

呼吸法をマスター

バレエの基本は胸式呼吸です。胸式呼吸は交感神経が優位になり、筋肉を活動的に働かせる作用があります。エロンゲーションした状態での胸式呼吸は、体幹の深層筋である腹横筋《ふくおうきん》、多裂筋《たれつきん》、横隔膜《おうかくまく》、骨盤底筋群《こつばんていきんぐん》といった腹部のインナーマッスルを使うので、おのずと体幹が鍛えられます。

胸式呼吸には、肋骨の上部を意識する方法と、肋骨の中・下部（脇腹）を意識して行う方法のふたつがあります。鼻から大きく息を吸い込むと肋骨の上部は前後に広がり、肋骨の中・下部は横に広がります。それぞれの場所の広がりを感じながら胸式呼吸を行いましょう。

腹式呼吸はお腹のふくらみを意識する呼吸法です。副交感神経が優位になり、リラックス効果が得られます。

㉒ 呼吸法

胸式、腹式の２種類をマスターしましょう。

胸式呼吸 1

肋骨上部を手のひらで押さえ、
大きく息を吸い込み、ゆっくりと吐く

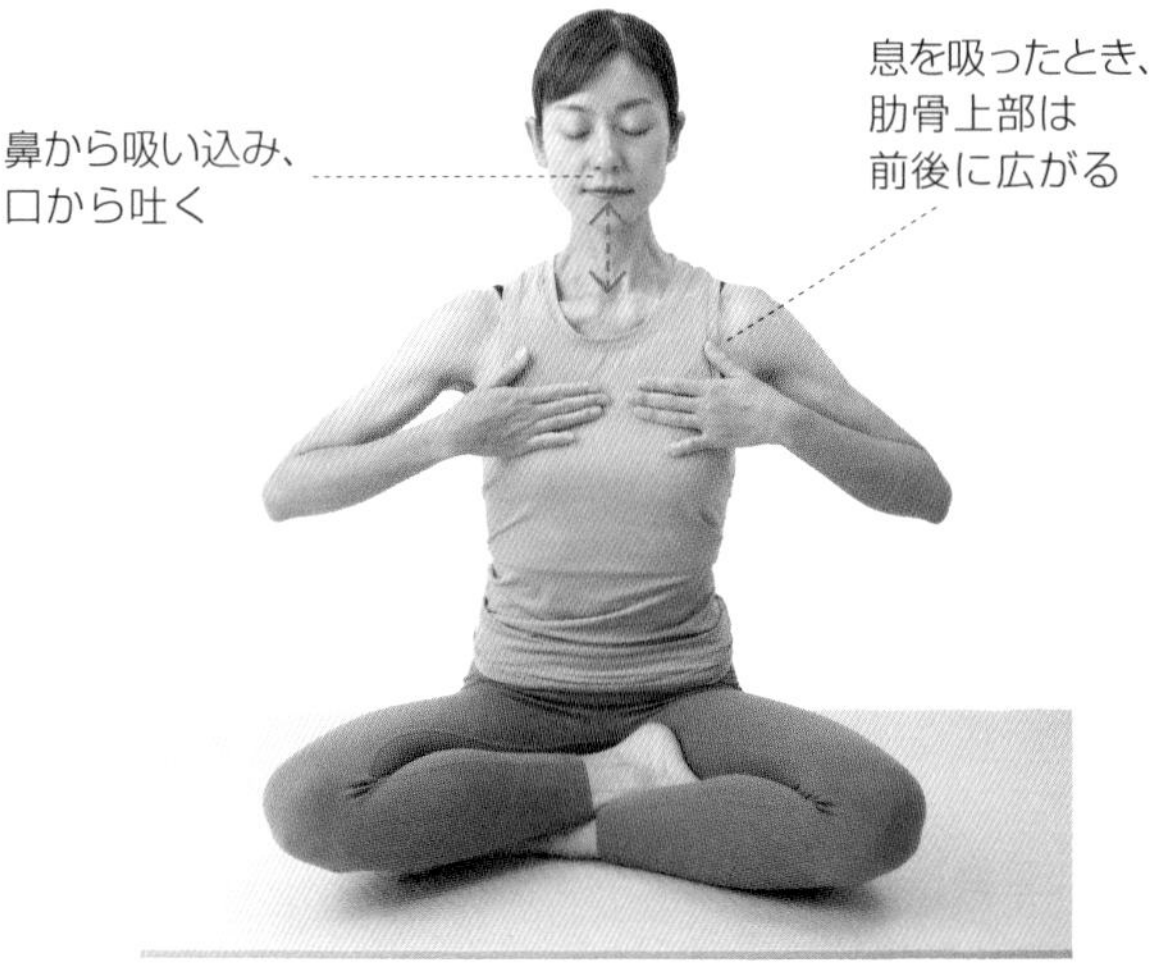
鼻から吸い込み、
口から吐く
息を吸ったとき、
肋骨上部は
前後に広がる

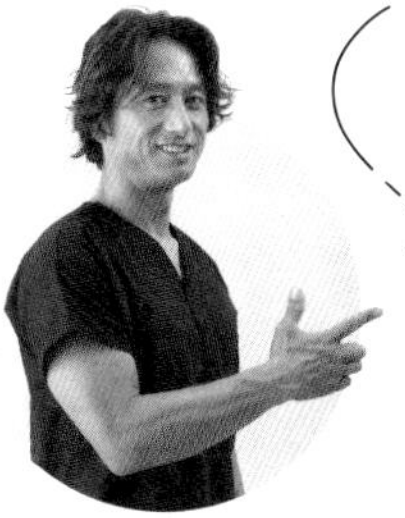

息を大きく吸い込んだときに、手のひらでそれぞれの場所の広がり・ふくらみを感じてみて！

胸式呼吸 2

肋骨の側面に両手を当て、大きく息を吸い込み、ゆっくりと吐く

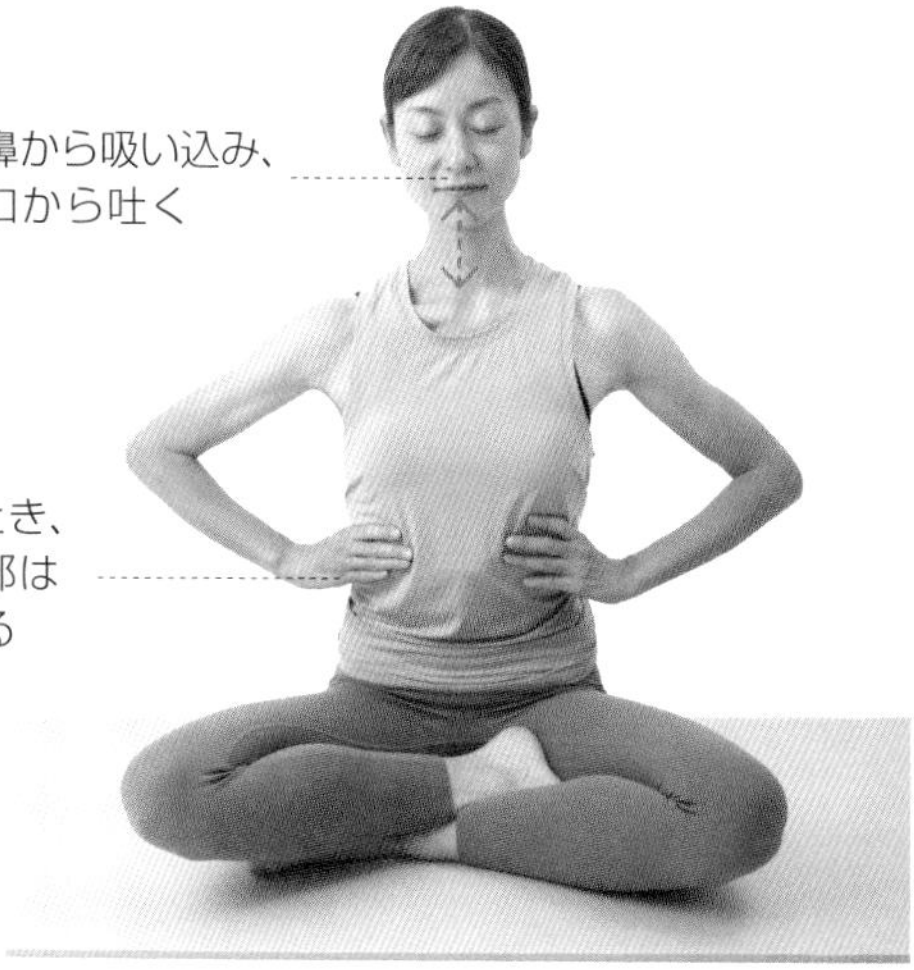
鼻から吸い込み、口から吐く
息を吸ったとき、肋骨中・下部は左右に広がる

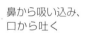

腹式呼吸

へそのまわりに両手を当て、大きく息を吸い込み、ゆっくりと吐く

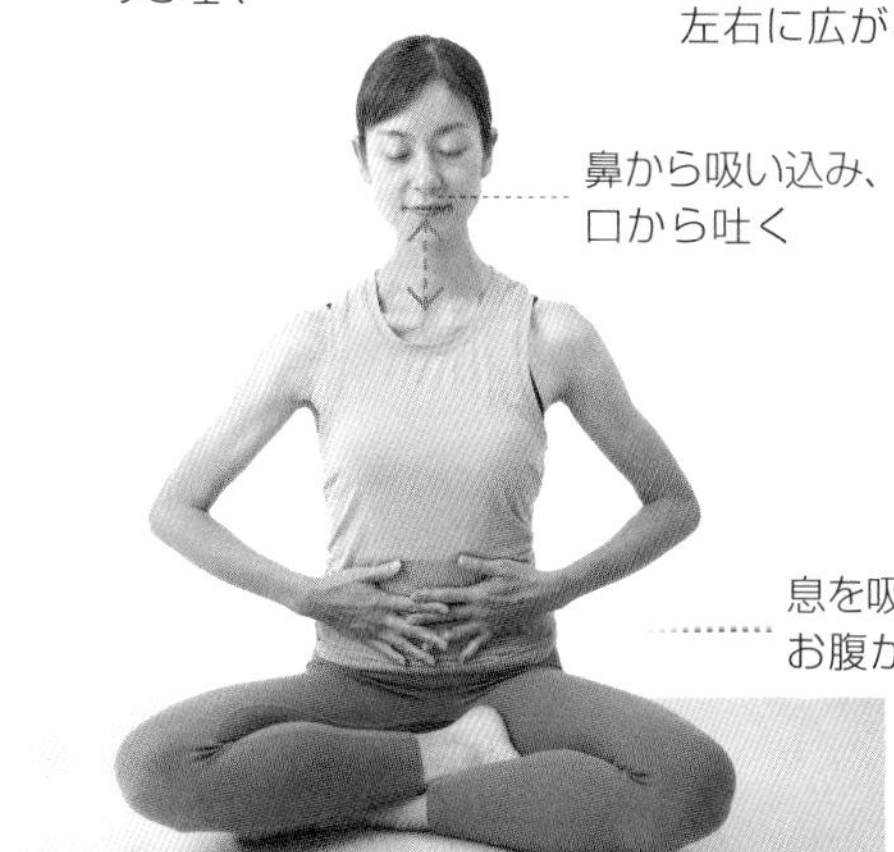
鼻から吸い込み、口から吐く
息を吸ったとき、お腹がふくらむ

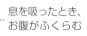

お腹のコアを鍛える

お腹のコアとは、お腹まわりのインナーマッスル、すなわち腹横筋、多裂筋、横隔膜、骨盤底筋群のこと。お腹のコアを鍛えることで、たるんだ下腹部、猫背姿勢によって前かがみになりがちな姿勢を改善します。

さらに、インナーマッスルを強化すると、体幹を安定させたり、腹部を引き締めて腹圧をかけたりすることができます。体が縦方向に引き伸ばされ、お腹まわりが横に広がりにくくなり、美しいＳ字カーブを描いた背骨になっていきます。

その結果、ゴールデンラインに近づくことができます。筋肉量が増え、基礎代謝が増加し、脂肪燃焼効果も上がります。注意点は、エクササイズをしているときに腰を反らさないこと。効果が得られなくなってしまいます。

㉓スリーマンスポジションのワーク

お腹のコアを強化するエクササイズです。

1

仰向けになり、
両腕を真上に
伸ばして両膝
を曲げる

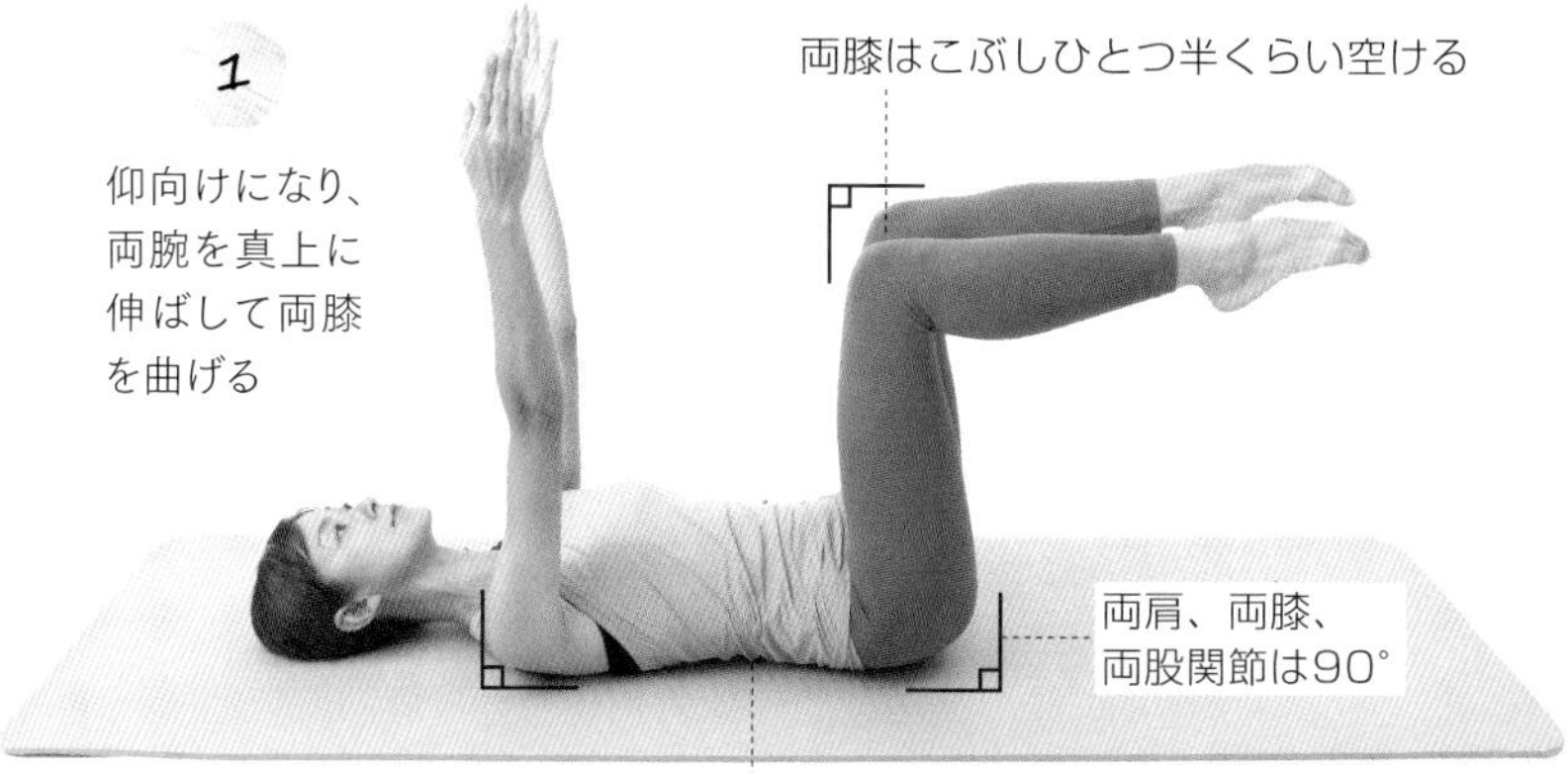
両膝はこぶしひとつ半くらい空ける
両肩、両膝、
両股関節は90°
お腹を凹ませて腰を床につける

2

1の姿勢をキープし
たまま、胸式呼吸を
30秒間続ける

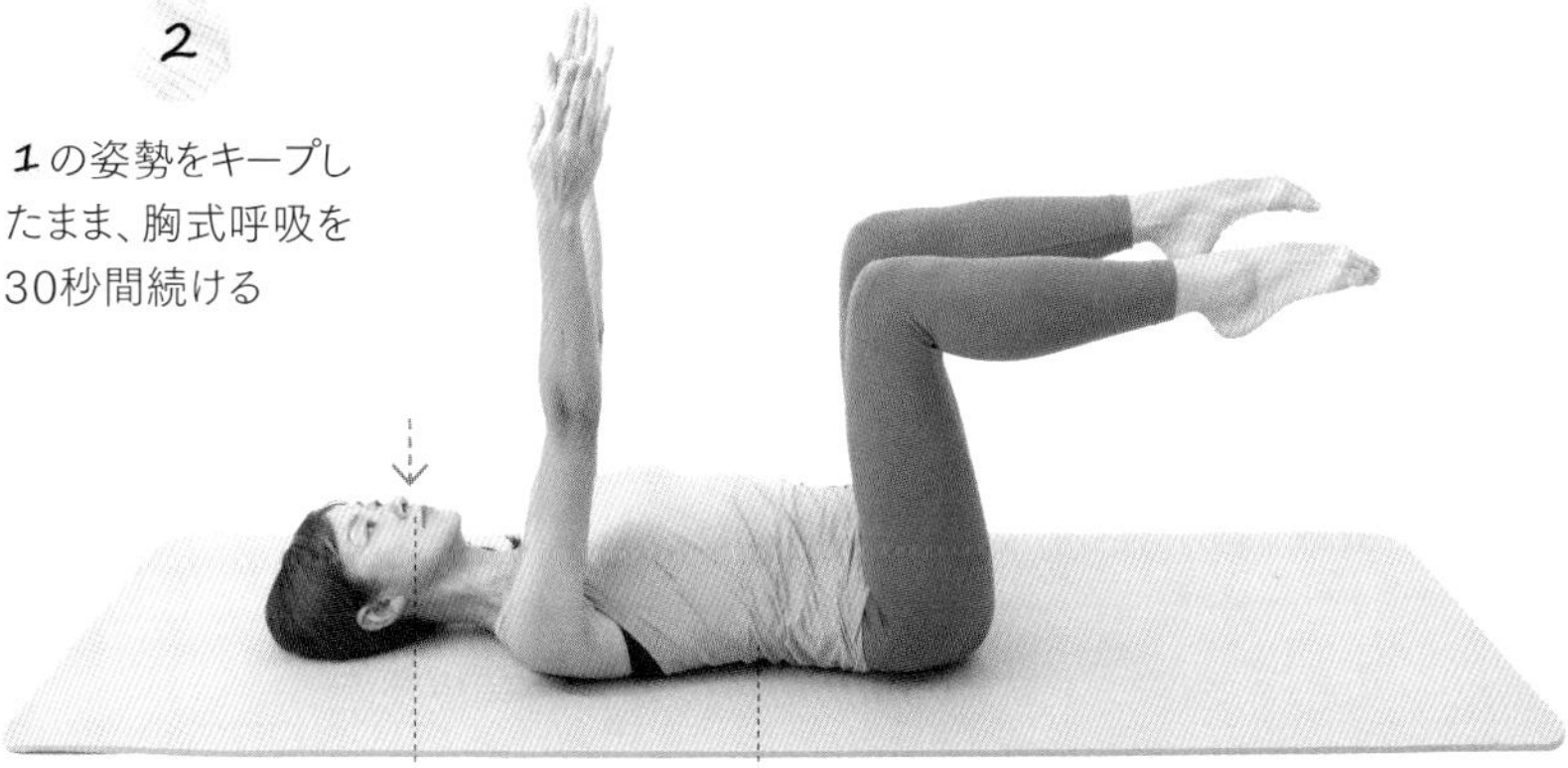
鼻から吸い込み、
口からゆっくり吐く
腰を浮かせない

㉔オーバーヘッドリーチ

お腹のコアを強化するエクササイズです。

5回

1 仰向けになり、両腕を真上に伸ばして両膝を曲げる。息を鼻から吸い込む

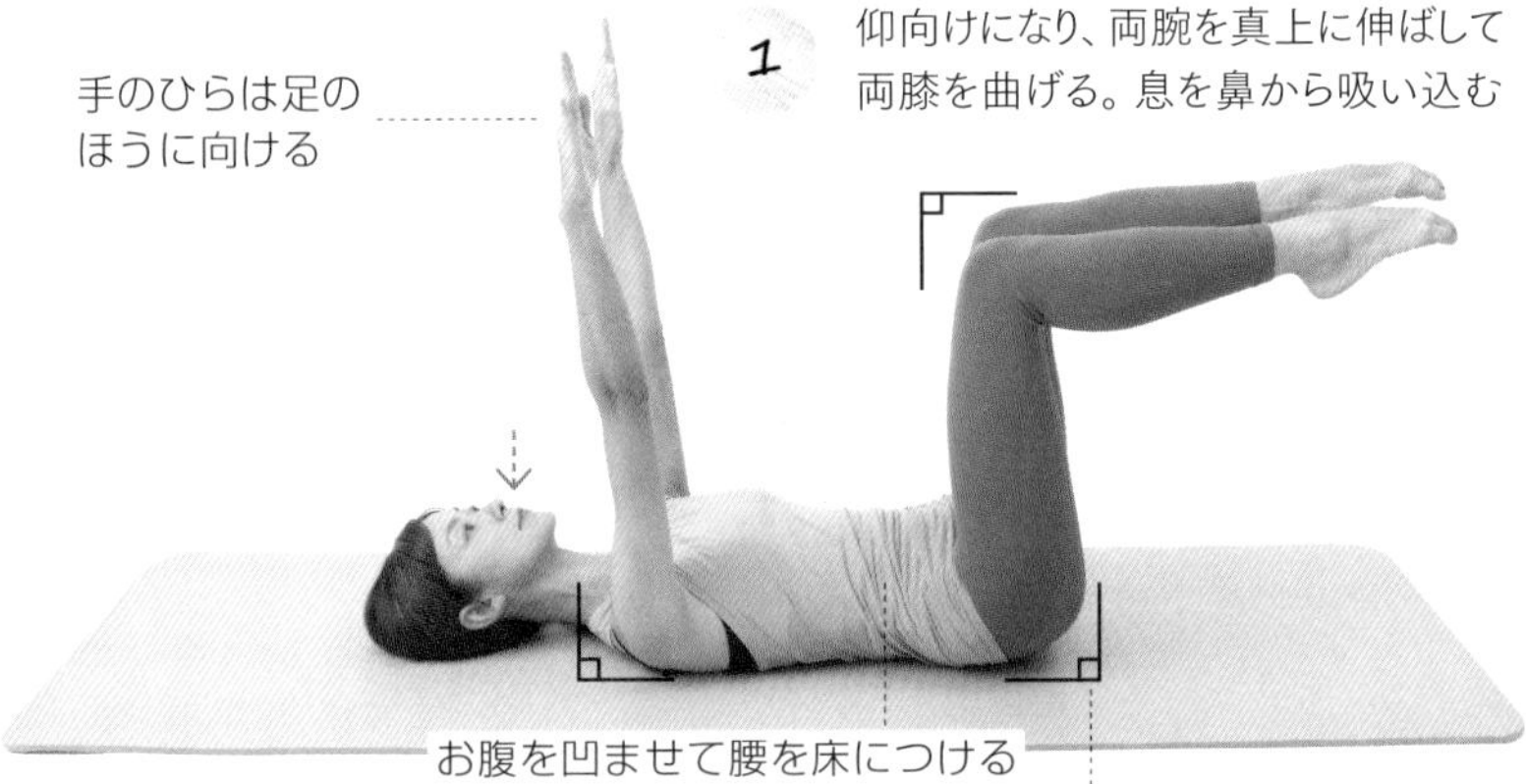

手のひらは足の
ほうに向ける
お腹を凹ませて腰を床につける
両肩、両膝、両股関節は90°

2 息を口からゆっくりと吐きながら頭の上に向かって腕を下ろす（「バンザイ」の位置に）

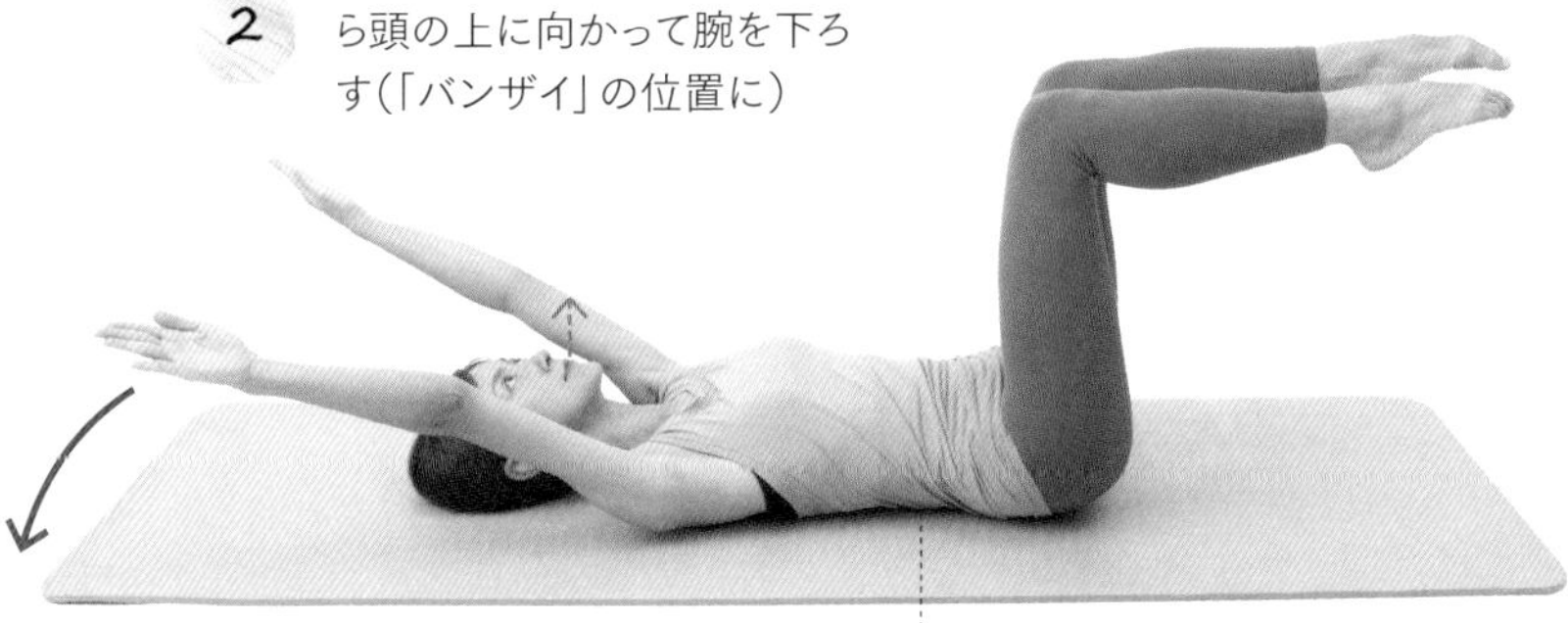

腰を浮かせない

3 腕が床につくころに
息を吐き終わる

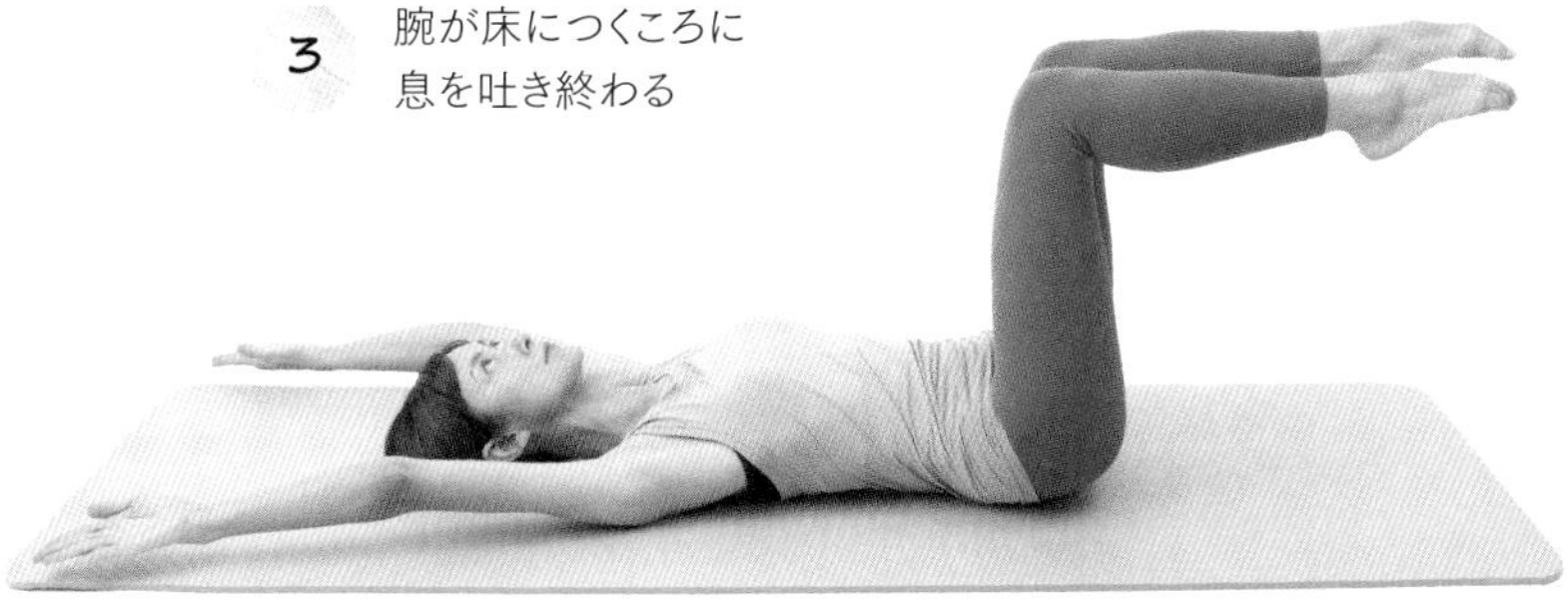

4 息を鼻からゆっくりと吸い込みながら、
1の姿勢に戻る

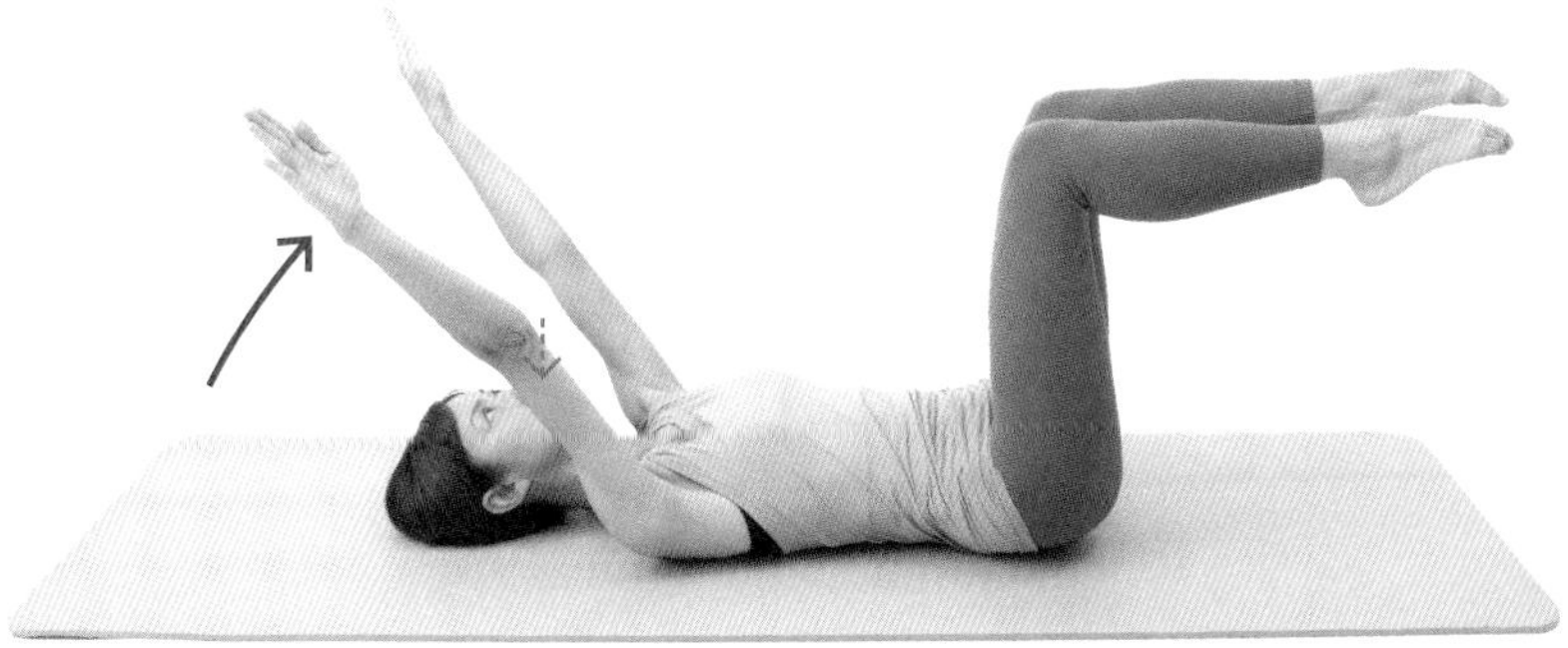

㉕デッドバグ

お腹のコアを強化するエクササイズです。

5回

1　仰向けになり、両腕を真上に伸ばして両膝を曲げる。息を鼻から吸い込む

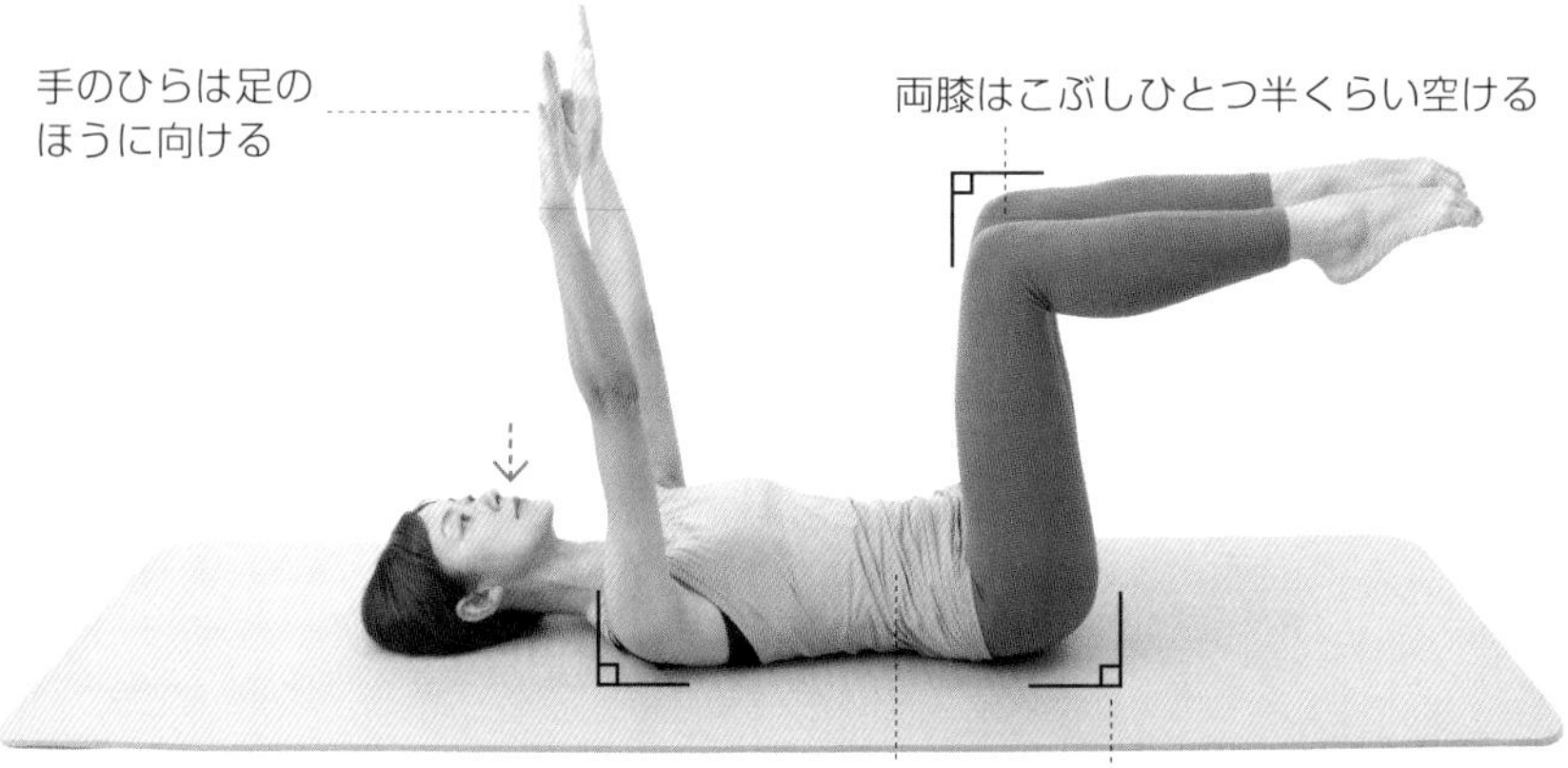

手のひらは足のほうに向ける
両膝はこぶしひとつ半くらい空ける
お腹を凹ませて腰を床につける
両肩、両膝、両股関節は90°

2　息を口からゆっくりと吐きながら右腕を下ろし、左足を伸ばしていく

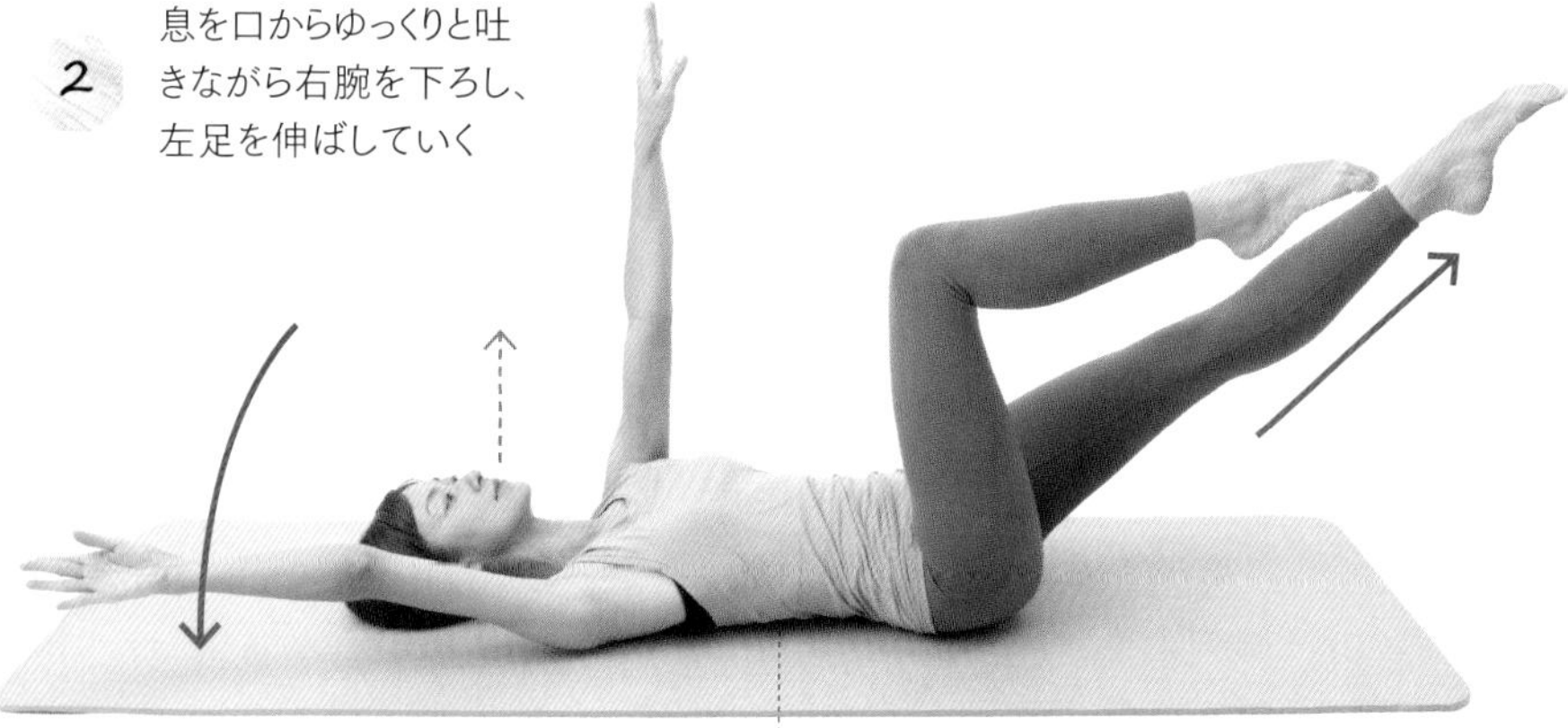

腰を浮かせない

3 息を鼻から吸いながら
1の姿勢に戻る

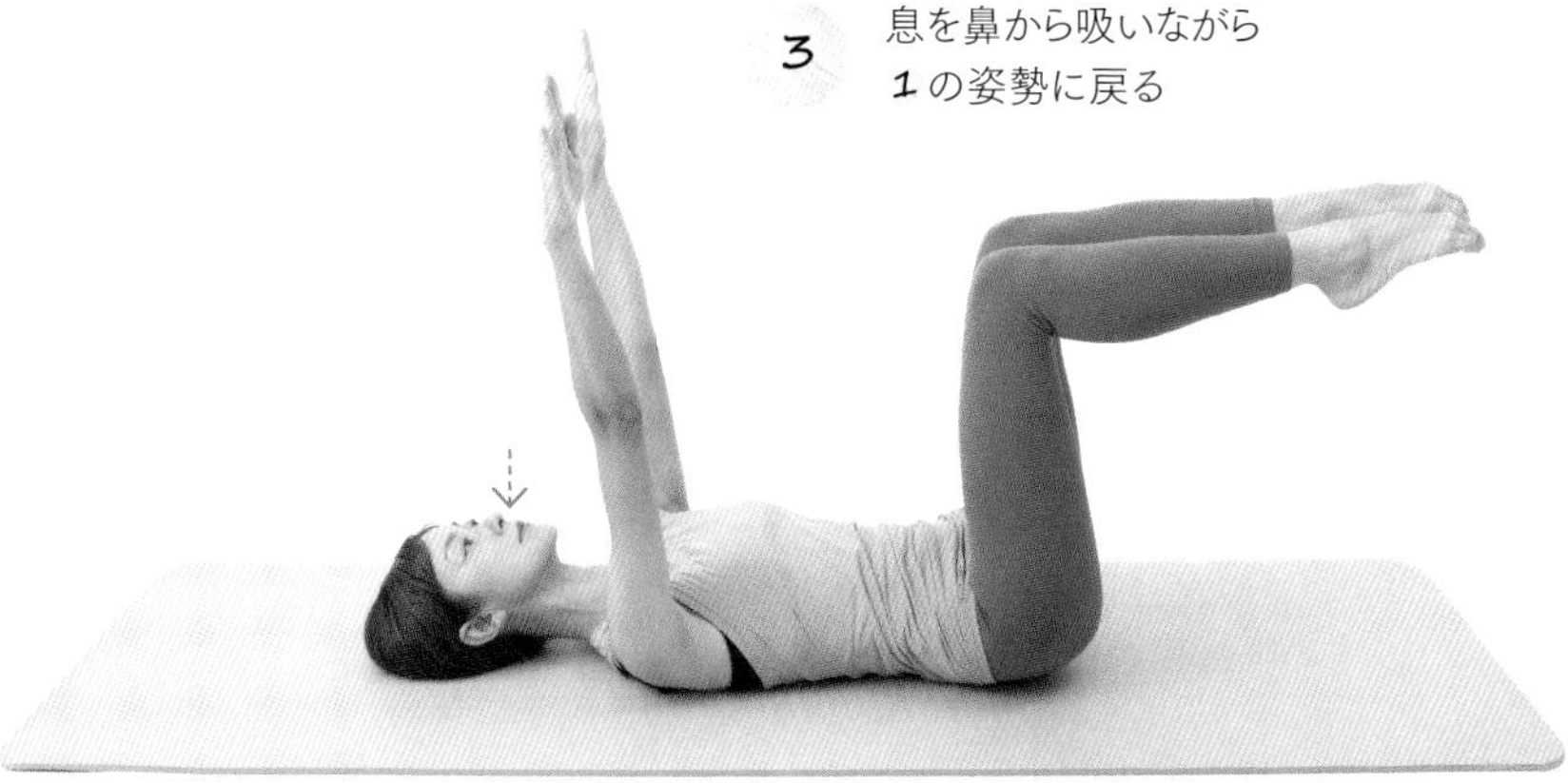

4 息を口からゆっくりと吐きながら
左腕を下ろし、右足を伸ばしていく

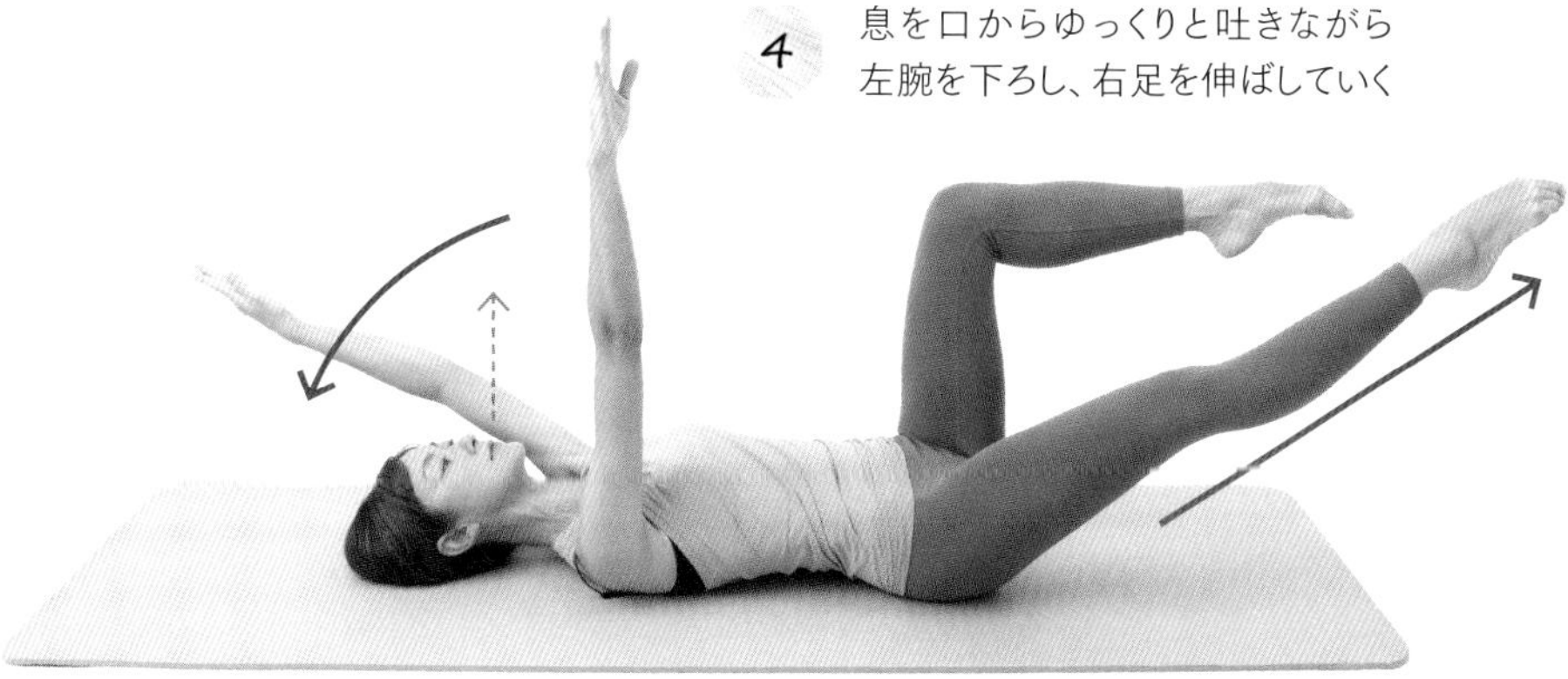

㉖スパインストレッチ

お腹のコアを強化しながら
背骨をエロンゲーションするエクササイズです。

5回

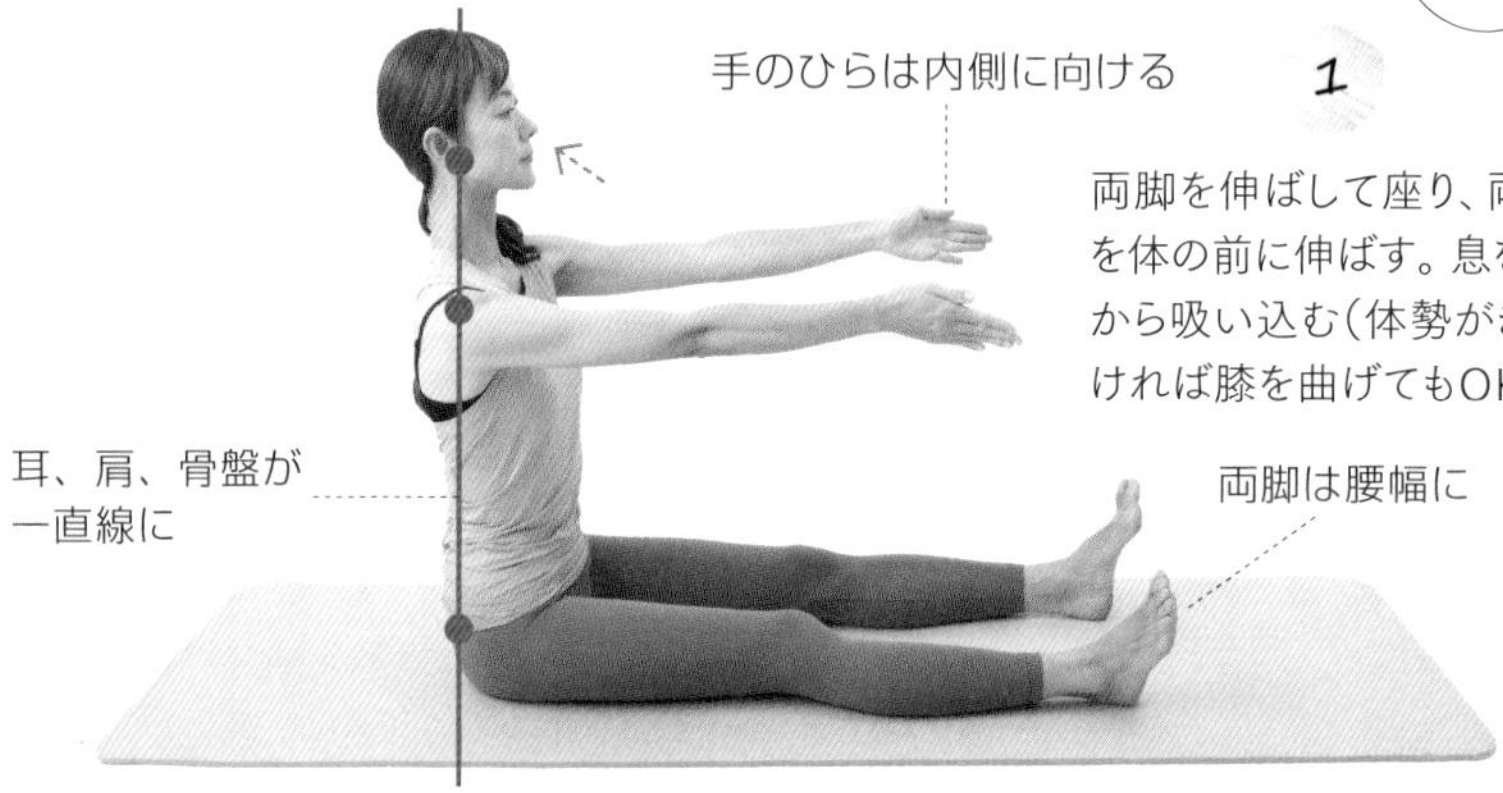

手のひらは内側に向ける
耳、肩、骨盤が
一直線に
両脚は腰幅に

1

両脚を伸ばして座り、両腕を体の前に伸ばす。息を鼻から吸い込む（体勢がきつければ膝を曲げてもOK）

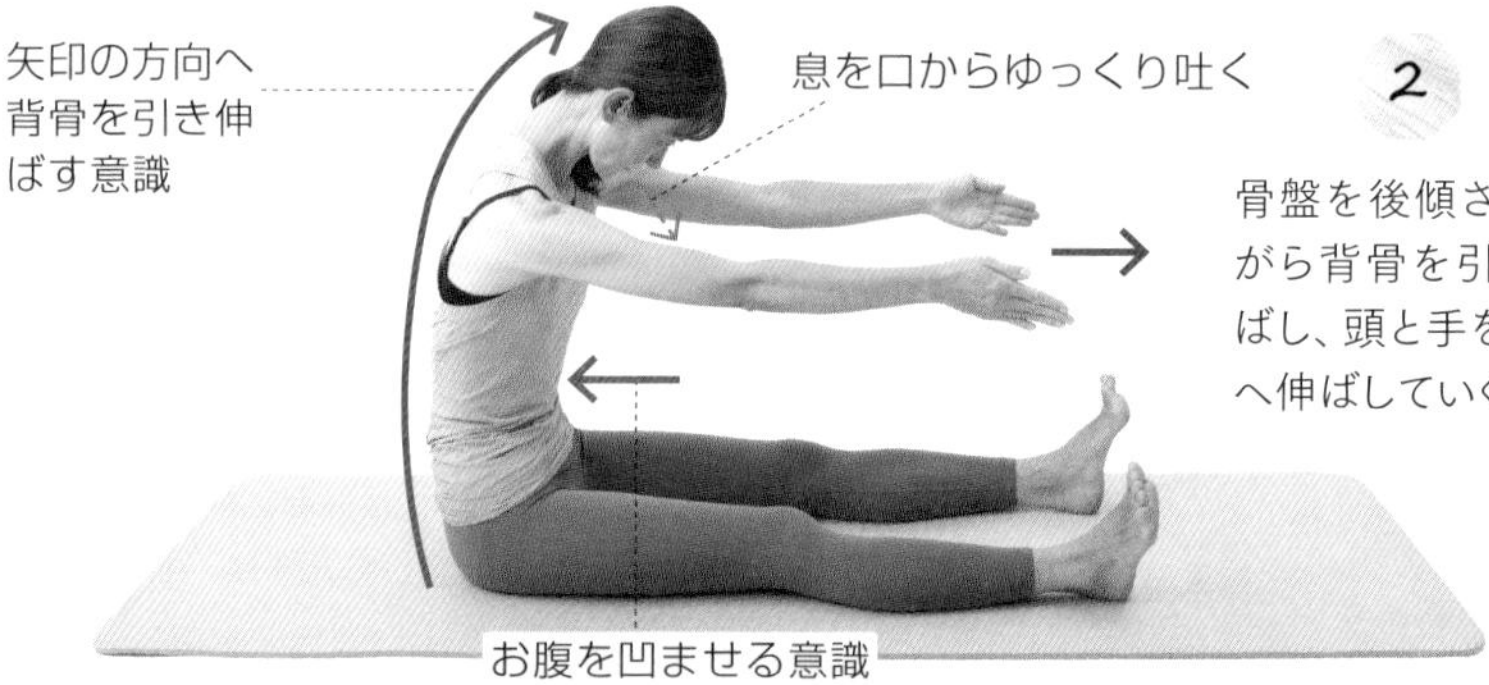

矢印の方向へ
背骨を引き伸
ばす意識
息を口からゆっくり吐く
お腹を凹ませる意識

2

骨盤を後傾させながら背骨を引き伸ばし、頭と手を遠くへ伸ばしていく

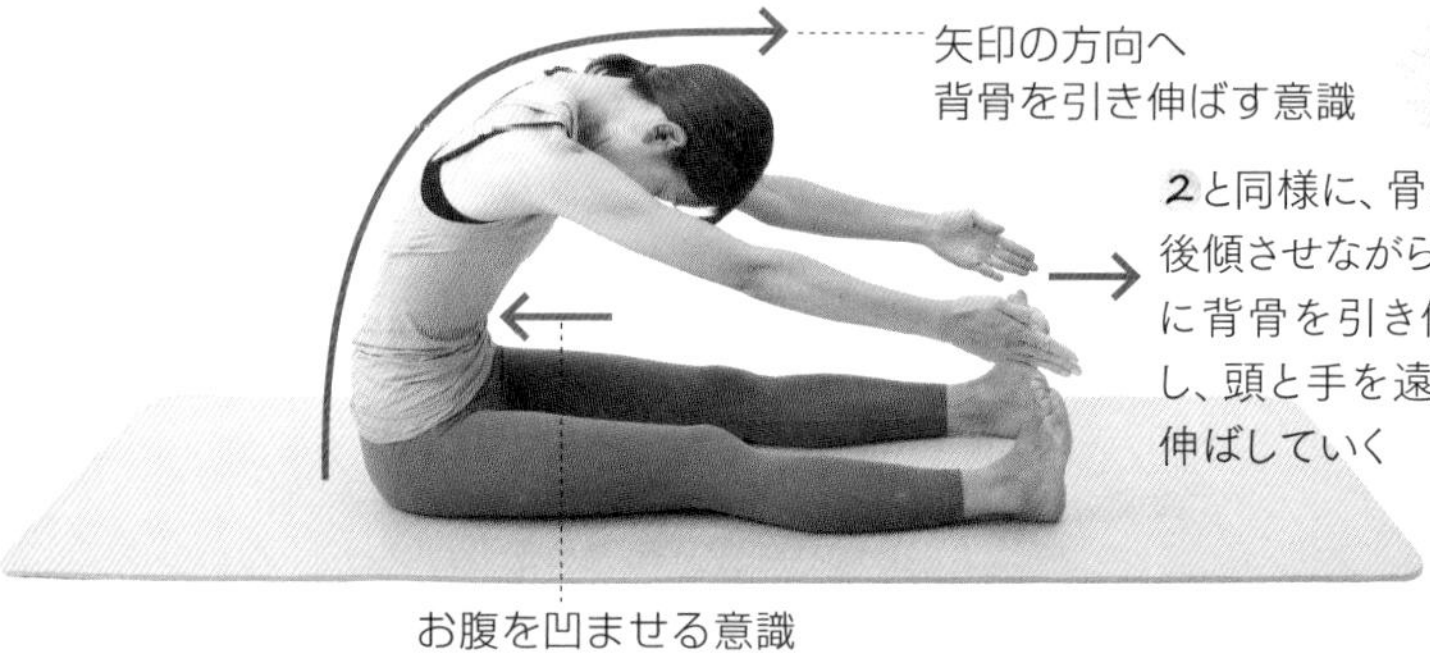

矢印の方向へ
背骨を引き伸ばす意識
お腹を凹ませる意識

3

2と同様に、骨盤を後傾させながらさらに背骨を引き伸ばし、頭と手を遠くへ伸ばしていく

㉗ハーフロールダウン

お腹のコアを強化しながら
背骨をエロンゲーションするエクササイズです。

5回

1 両脚を伸ばして座り、両腕を体の前に伸ばす（体勢がきつければ膝を曲げてもOK）

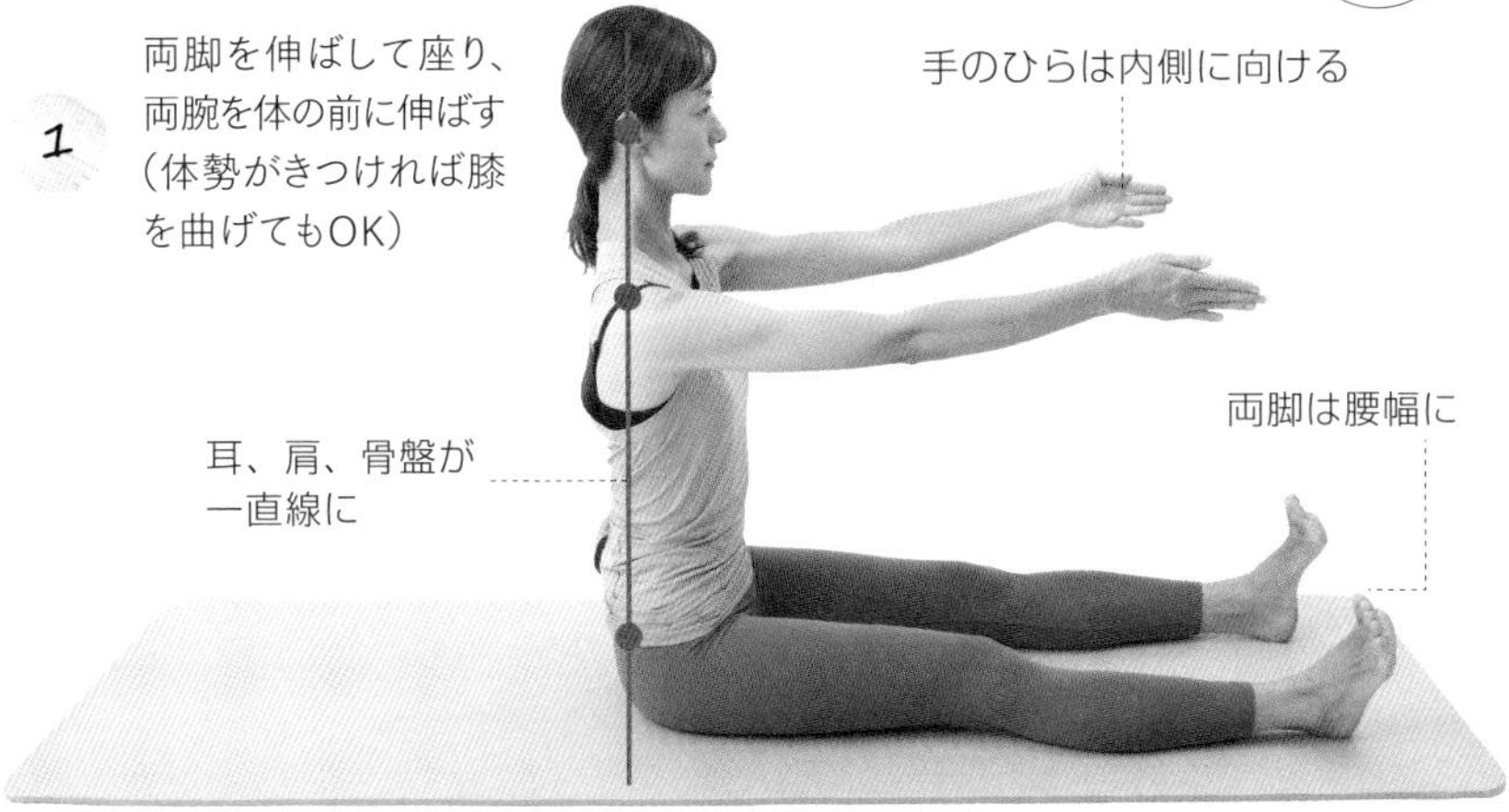

手のひらは内側に向ける
両脚は腰幅に
耳、肩、骨盤が
一直線に

2 お腹を凹ませながら骨盤を後傾させていく

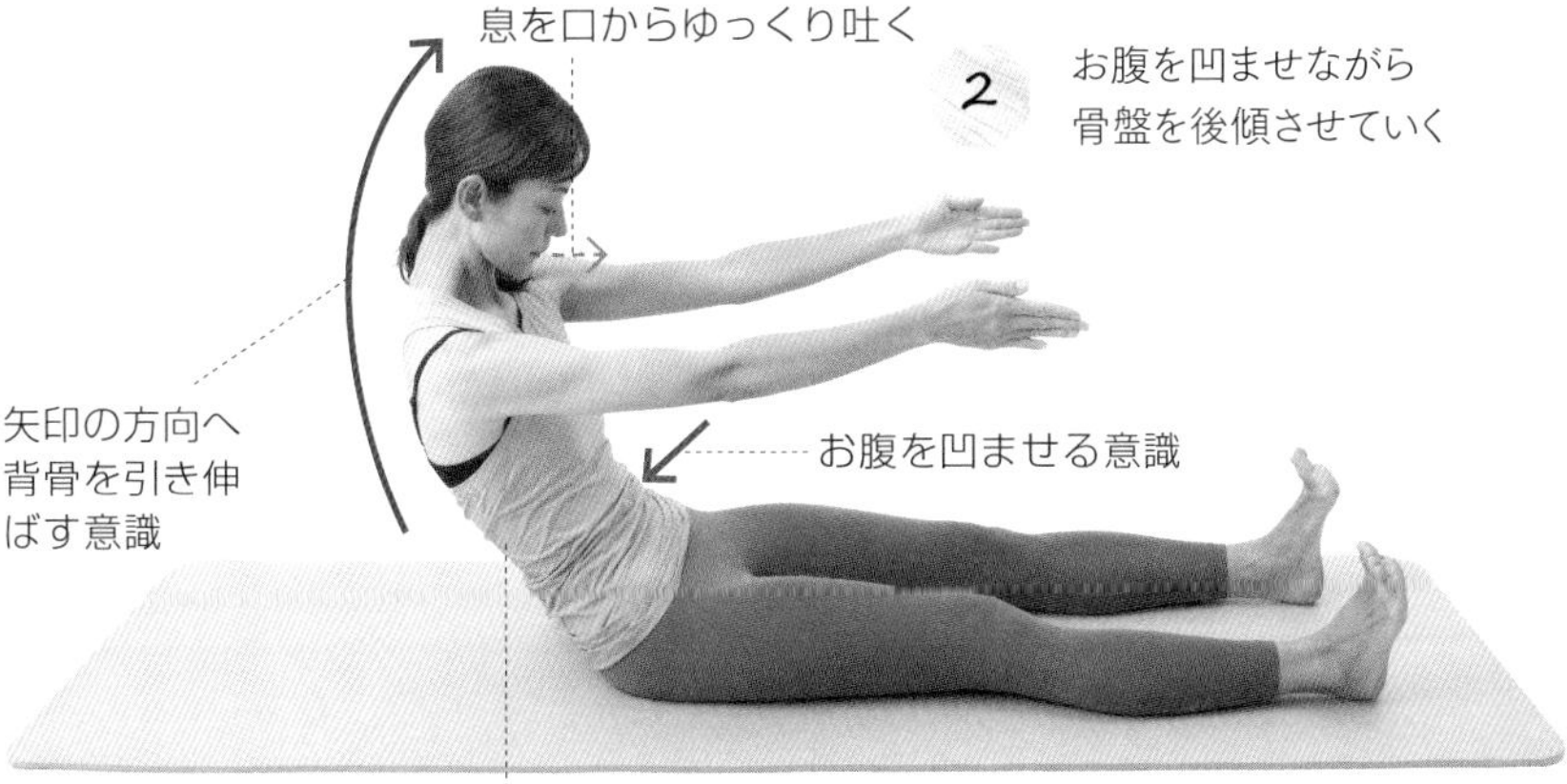

息を口からゆっくり吐く
矢印の方向へ
背骨を引き伸
ばす意識
お腹を凹ませる意識
背骨を下から上に向かってひとつずつ床につけていくイメージ

㉘ロールアップ ロールダウン

お腹のコアを強化しながら
背骨をエロンゲーションするエクササイズです。

5回

1 両脚を伸ばして座り、両腕を体の前に伸ばす。息を鼻から吸い込む(体勢がきつければ膝を曲げてもOK)

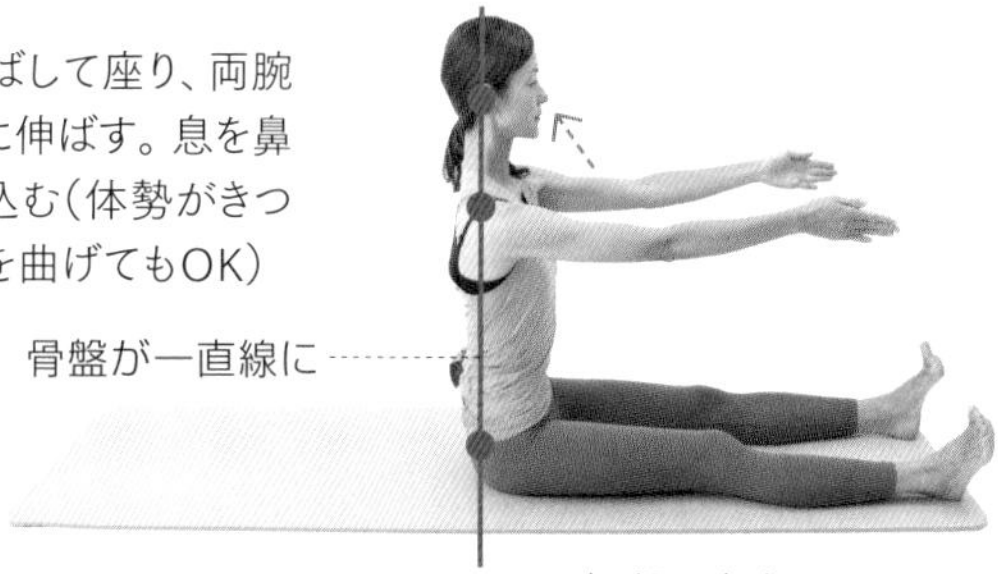
耳、肩、骨盤が一直線に

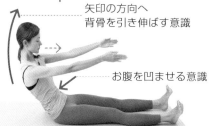

2 息を口から吐きながら骨盤を後傾させ、背骨を下から上に向かって順に倒していく

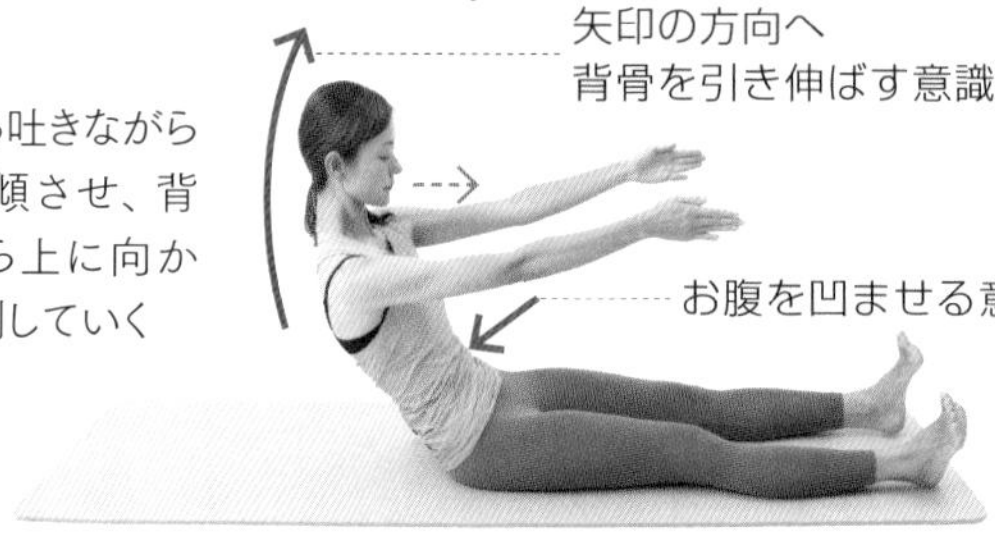
矢印の方向へ
背骨を引き伸ばす意識
お腹を凹ませる意識

3 背骨が床についたら、首や腕も倒していく

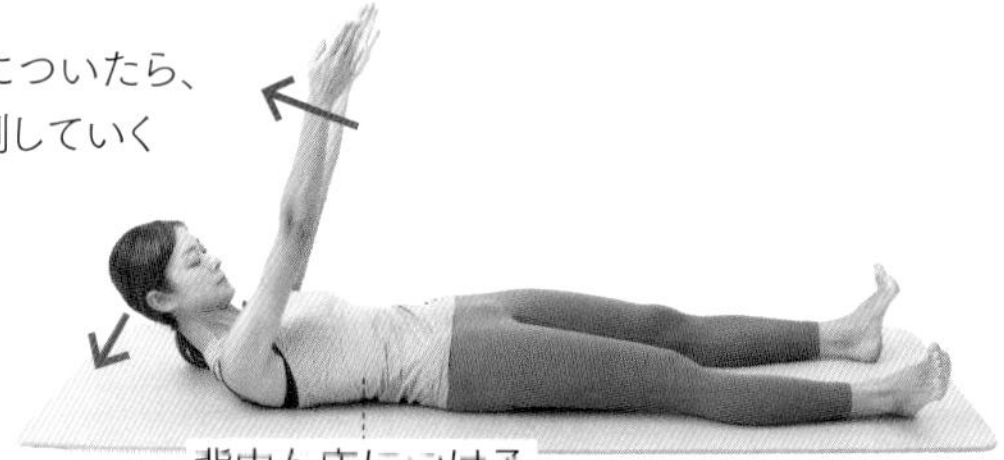
背中を床につける

4 腕は伸ばしたまま、頭の上に向かって腕を下ろしていく(「バンザイ」の位置に)

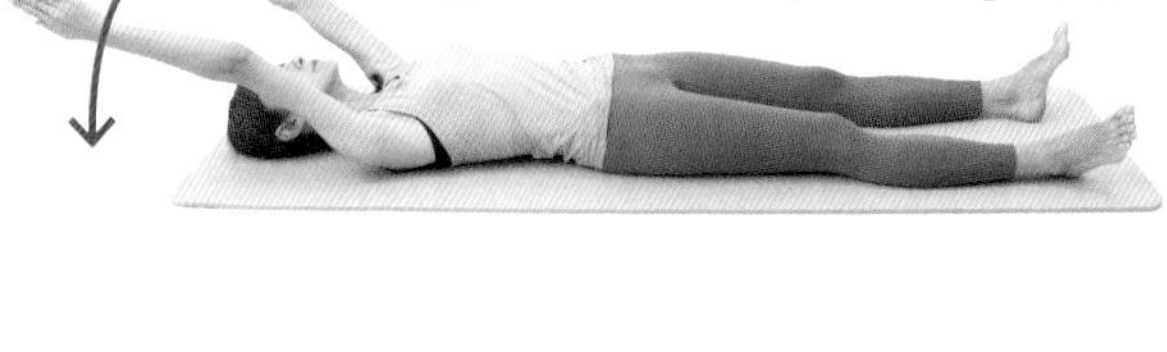

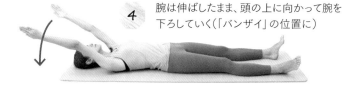

5 腕が床についたら、息を鼻から吸い込む

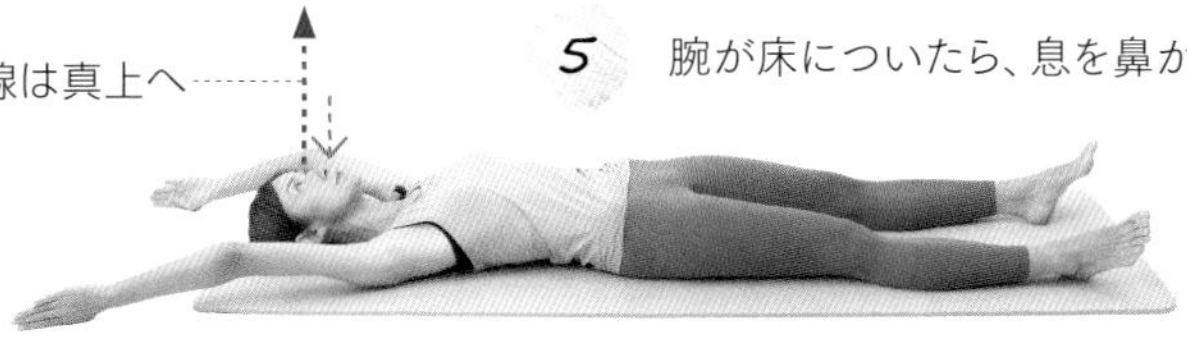
目線は真上へ

6 息を口から吐きながら腕、首を少しずつ起こしていく

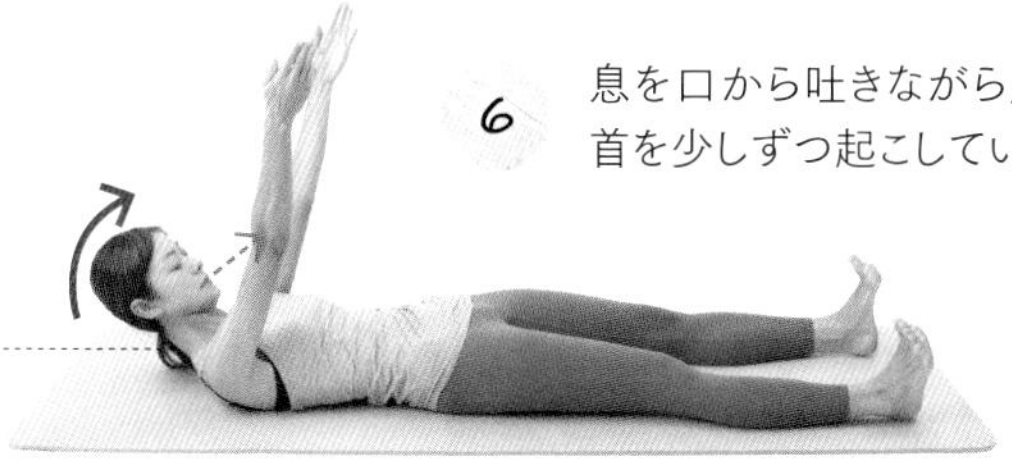
首の骨をひとつずつ起こすイメージ

7 背骨を上から下に向かってひとつずつ順に起こしていく

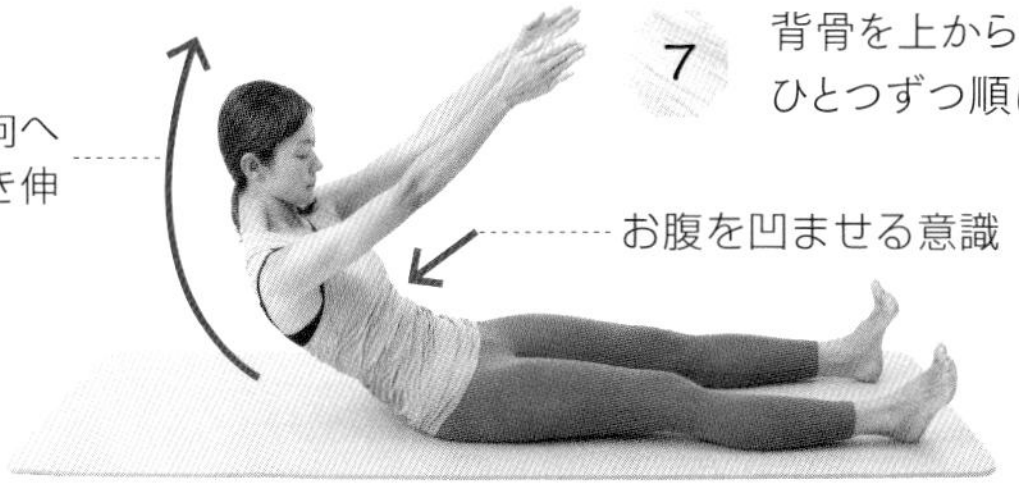
矢印の方向へ背骨を引き伸ばす意識
お腹を凹ませる意識

8 1の姿勢に戻る

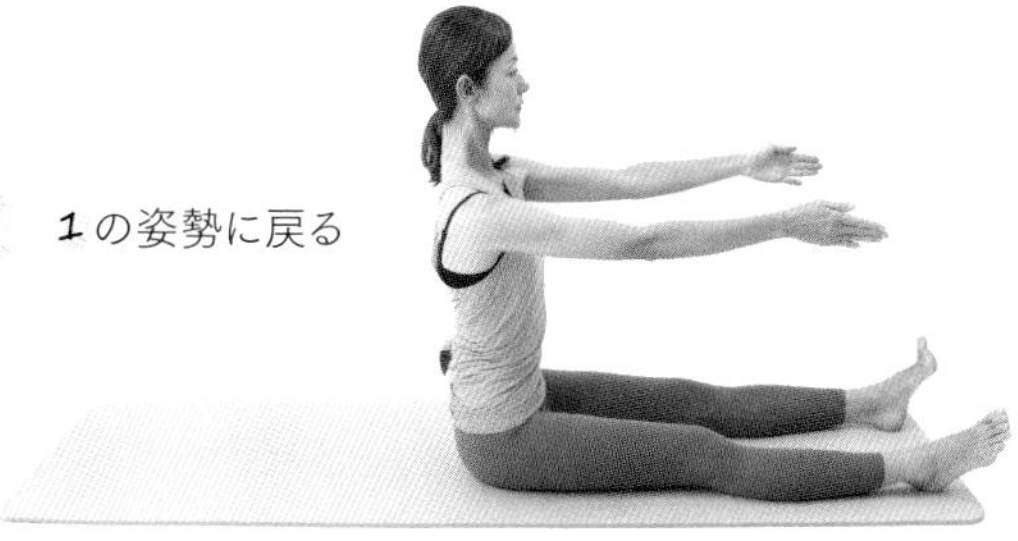

背中のコアを鍛える

背中のコアとは、背中まわりにある筋肉の深層部のこと。そこを鍛えるには、まず丸くなった背中を伸ばす運動を行います。そして、背中でもっとも大きな広背筋と、肩甲骨と肋骨に付着している前鋸筋を鍛えるエクササイズがおすすめです。

広背筋が鍛えられると猫背姿勢が改善され、ウエストがくびれていきます。何より基礎代謝がよくなり、余計な脂肪が燃焼され、体が引き締まります。また前鋸筋を鍛えることで肩甲骨が下がり、肩が正しい位置に戻ります。

加齢とともに背骨の柔軟性は衰えていき、可動性も悪くなります。首から腰までの背骨全体に付着する脊柱起立筋を鍛えることで、背骨全体で頭の重さや重力負荷を受けられるようになり、腰の負担も軽減されます。

㉙ プランク

背中のコアを強化するエクササイズです。

10秒 × 3セット

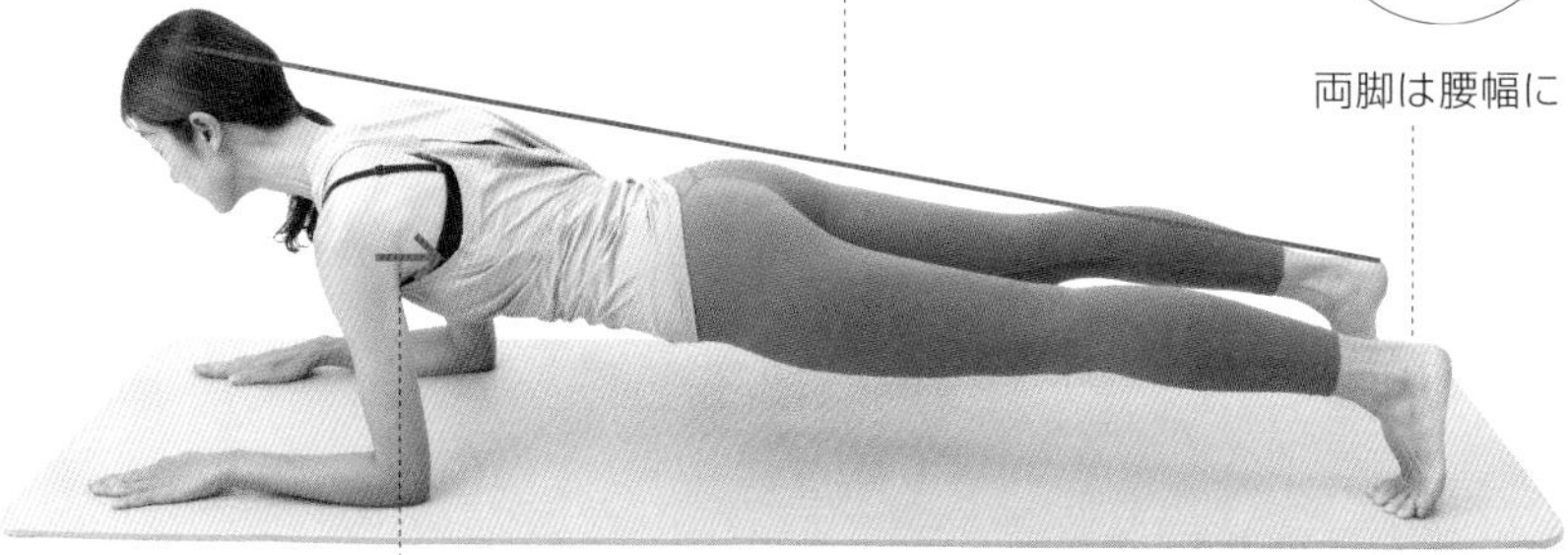
うつ伏せになり、
前腕を床につける
頭、背中、お尻、足首が一直線に
両脚は腰幅に
脇を下げる意識

NG

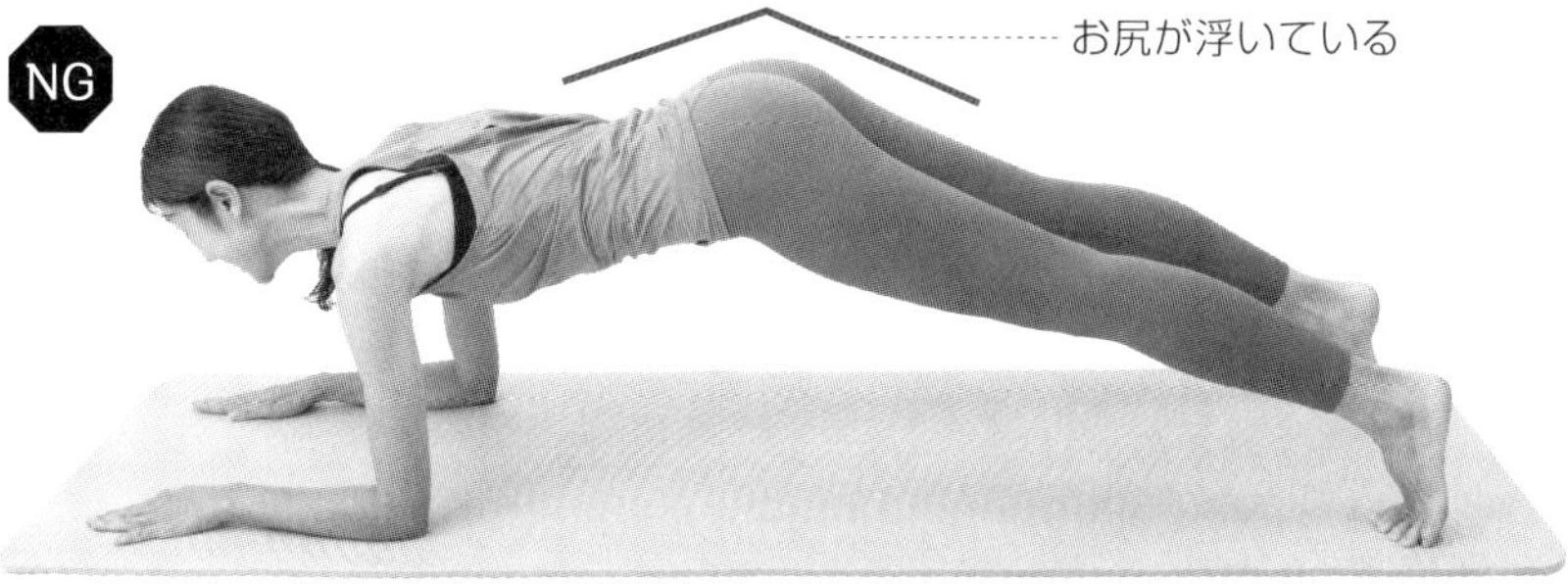
お尻が浮いている

NG

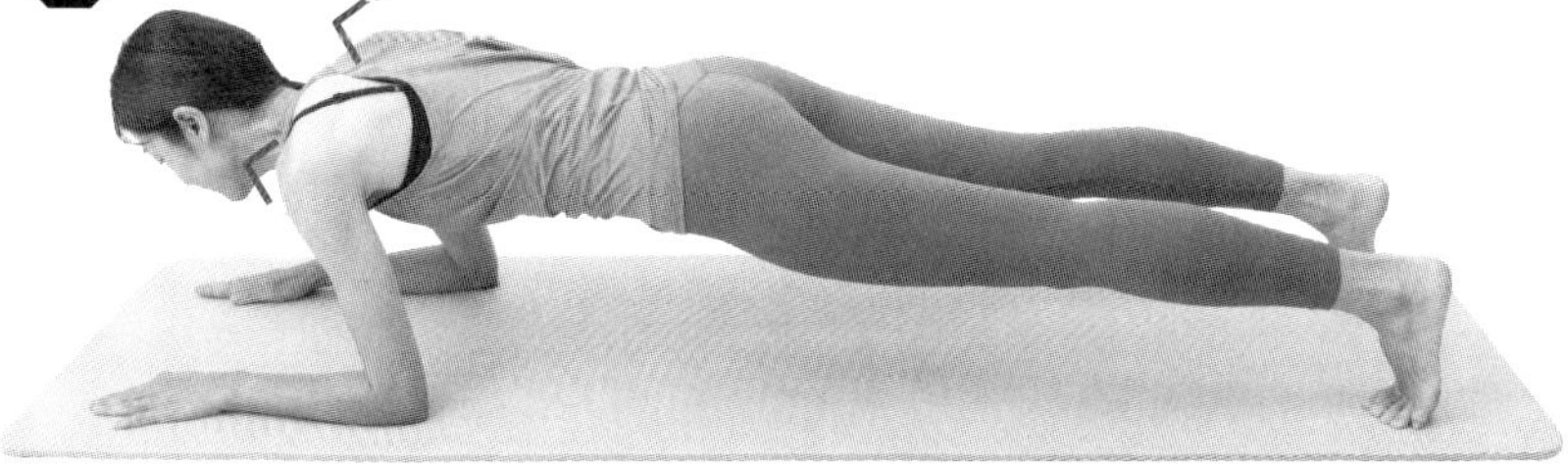
肩が上がっている（すくめている）

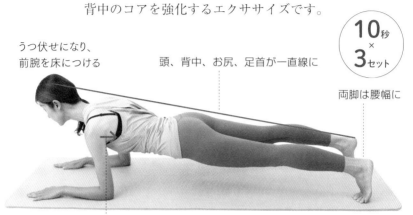

㉚スタティックビースト

背中のコアを強化するエクササイズです。

左右
5回ずつ

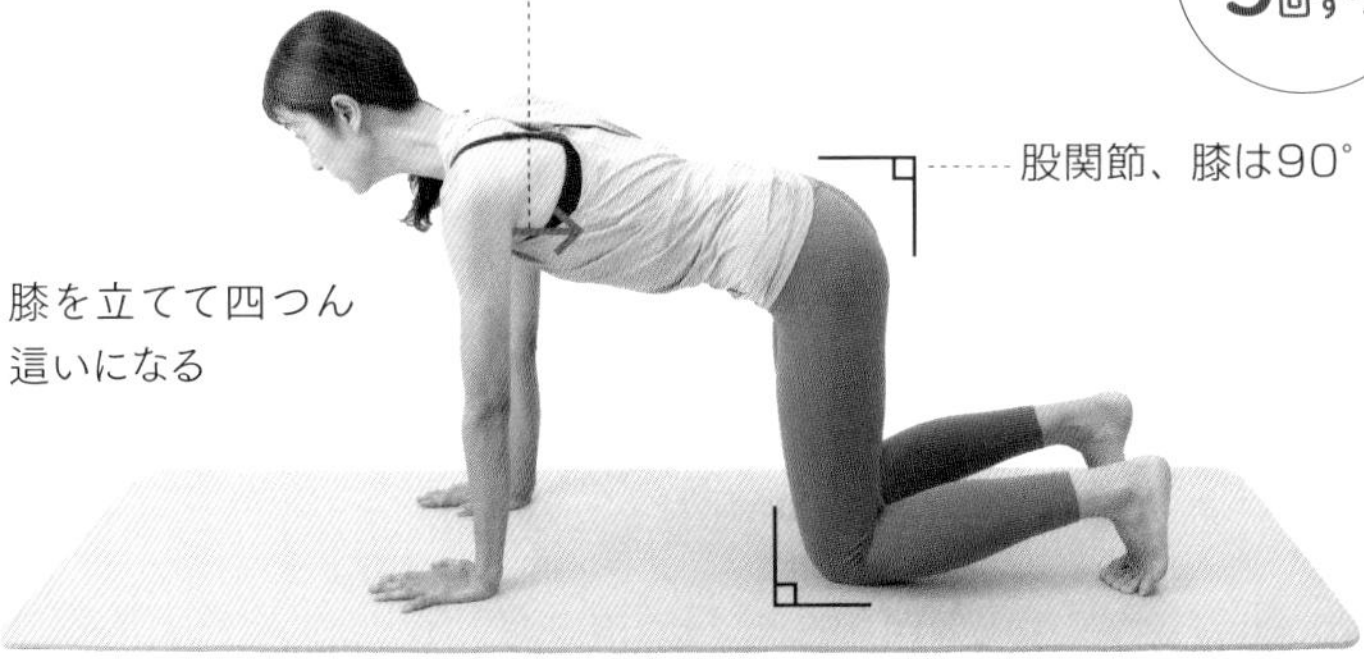
脇を下げる意識
股関節、膝は90°

1 膝を立てて四つん
這いになる

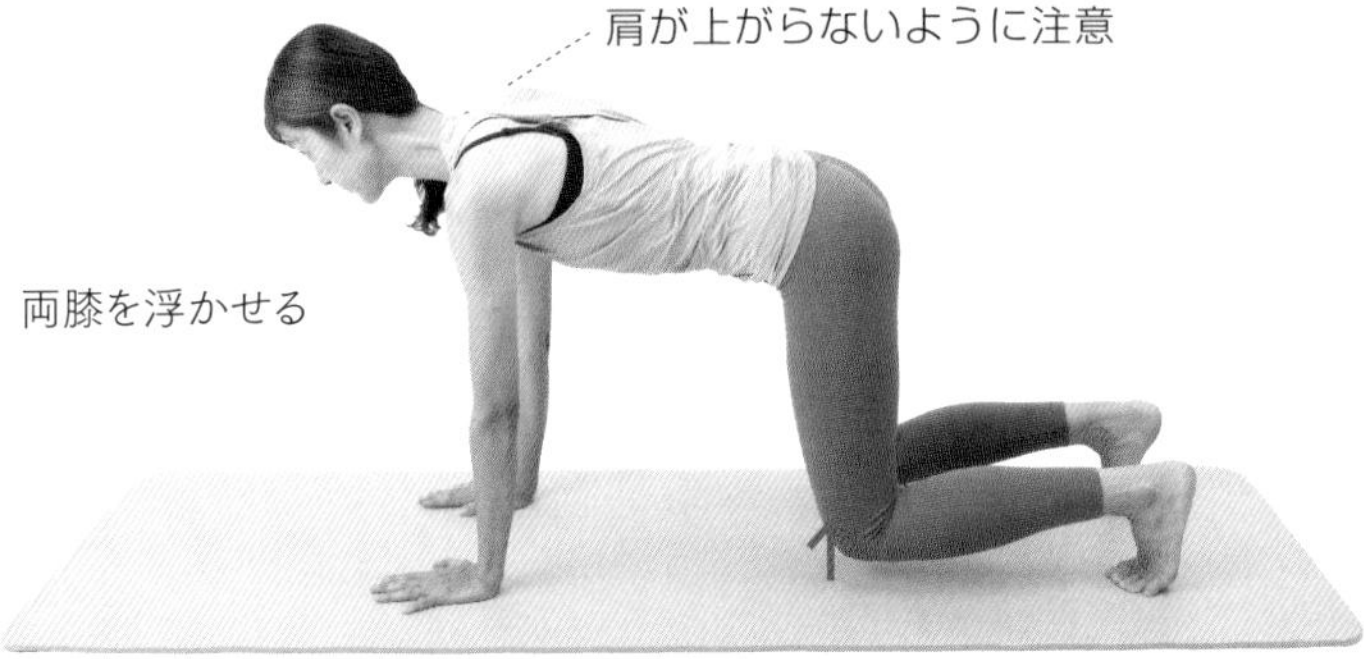
肩が上がらないように注意

2 両膝を浮かせる

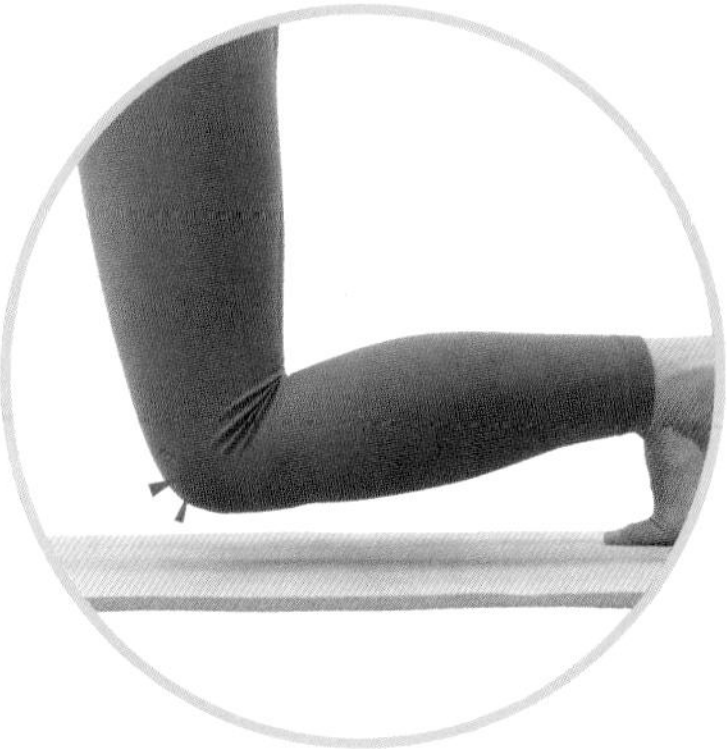

床から数センチだけ
上げた状態でキープする

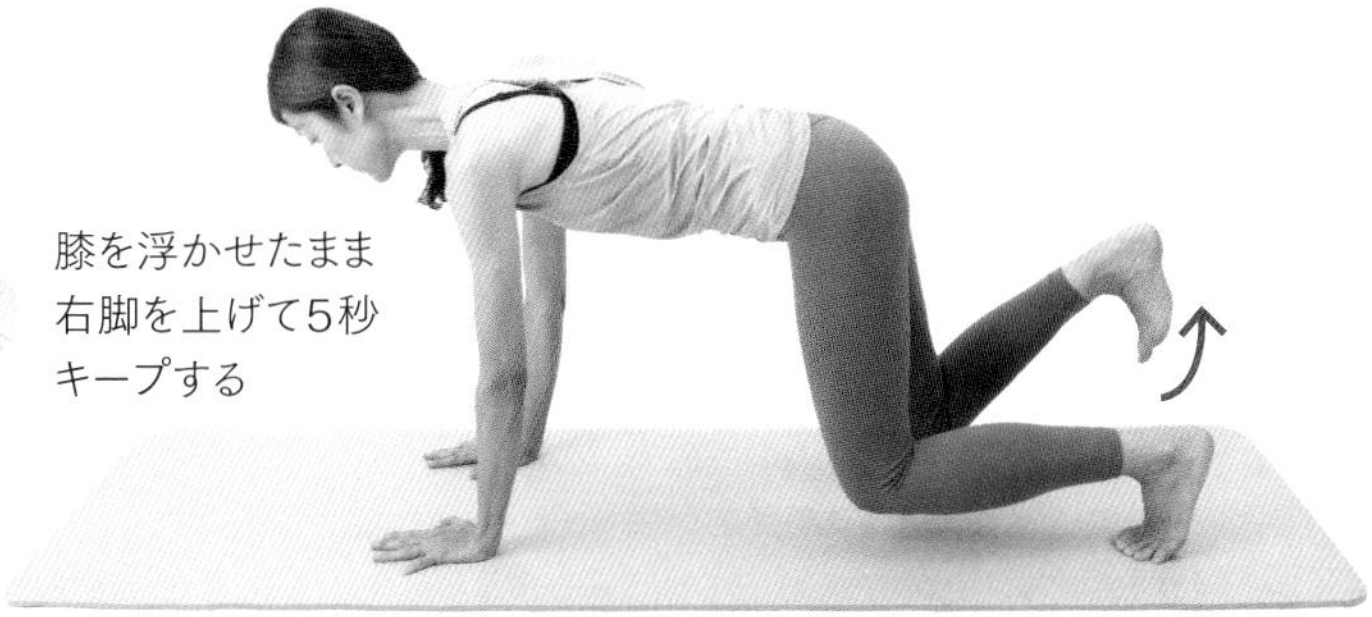

3 膝を浮かせたまま
右脚を上げて5秒
キープする

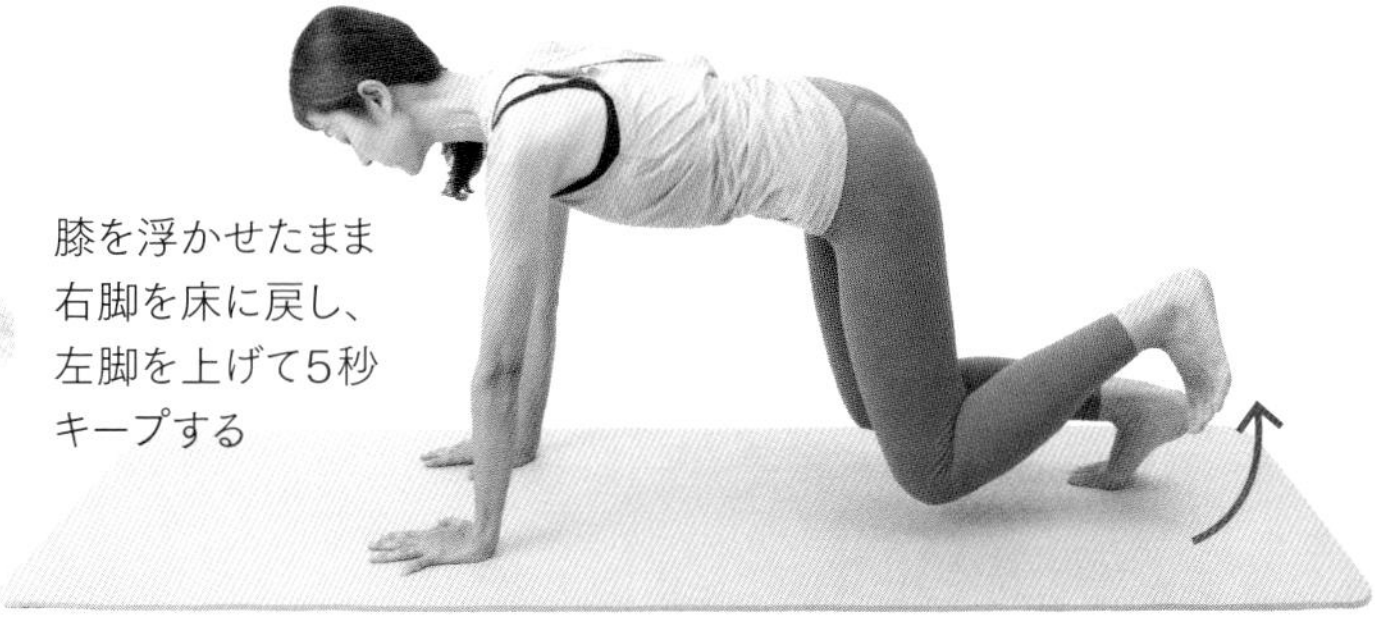

4 膝を浮かせたまま
右脚を床に戻し、
左脚を上げて5秒
キープする

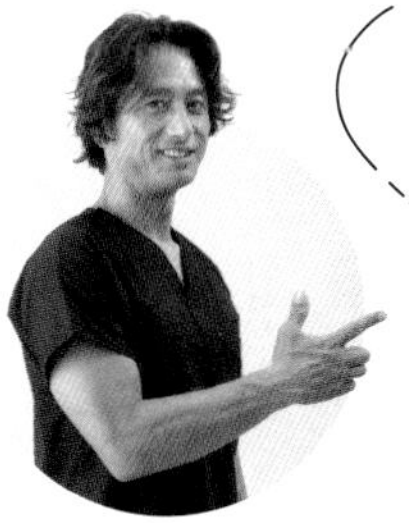

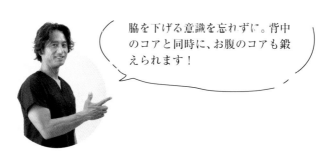

脇を下げる意識を忘れずに。背中のコアと同時に、お腹のコアも鍛えられます！

㉛アブリフト

背中のコアを強化するエクササイズです。

5回

1 膝を立てて四つん這いになる

脇を下げる意識

股関節、膝は90°

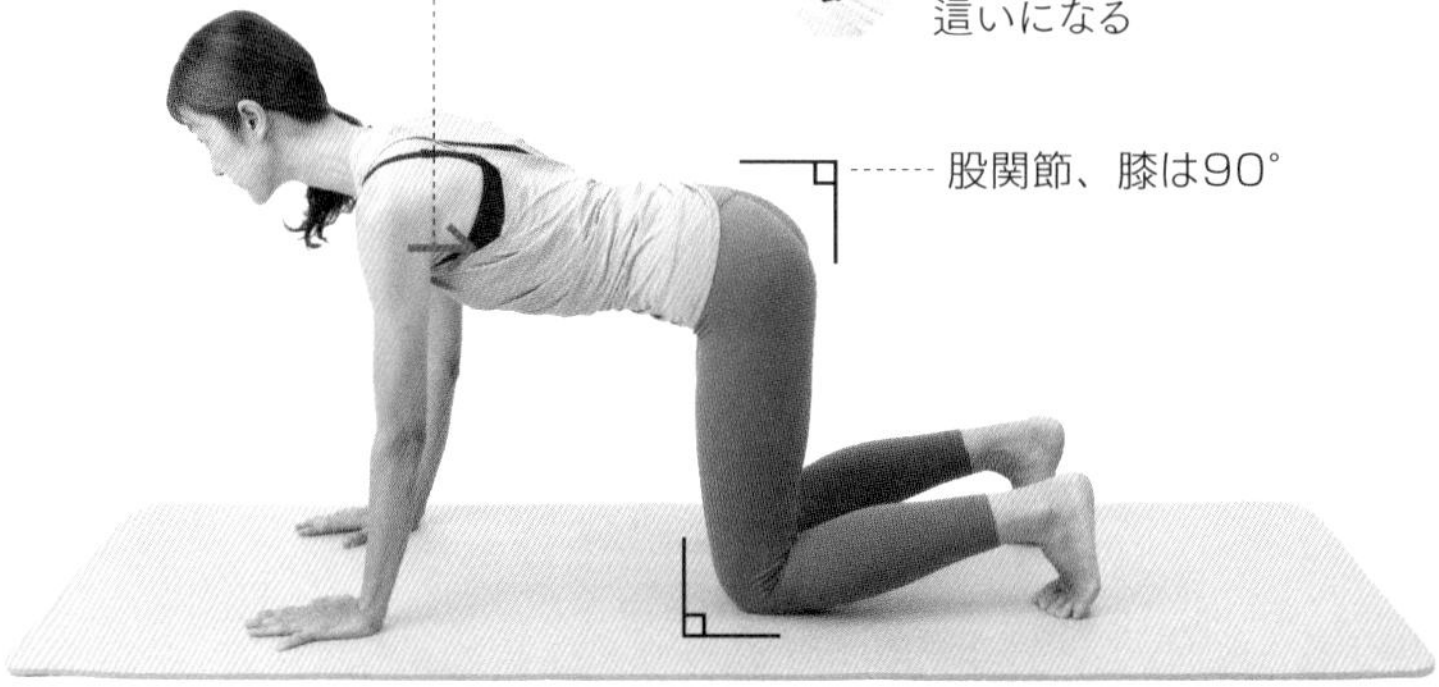

2 左脚と右腕をまっすぐ伸ばし、お腹を引き上げる

伸ばした腕、背中、伸ばした脚が床と平行になるように

腰を反りすぎないよう、自然なカーブを保つ

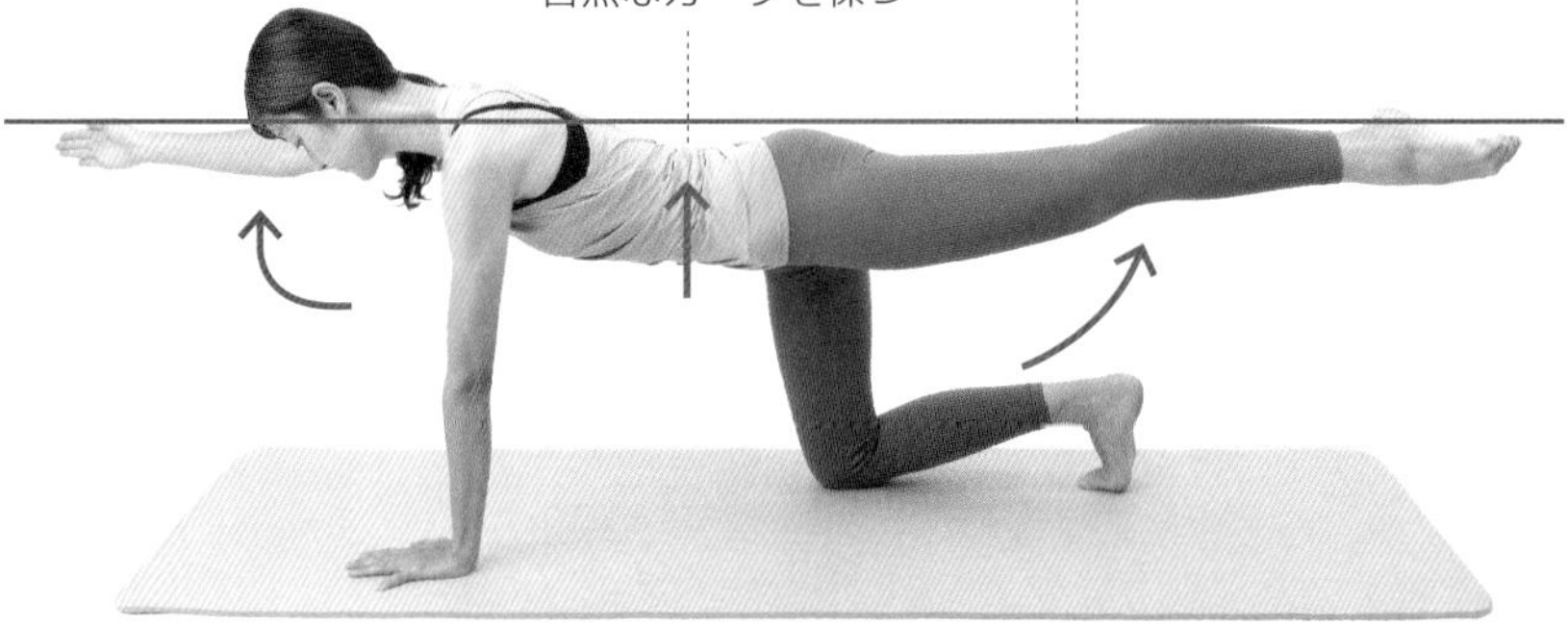

3　2と同様に、右脚と左腕をまっすぐ伸ばす

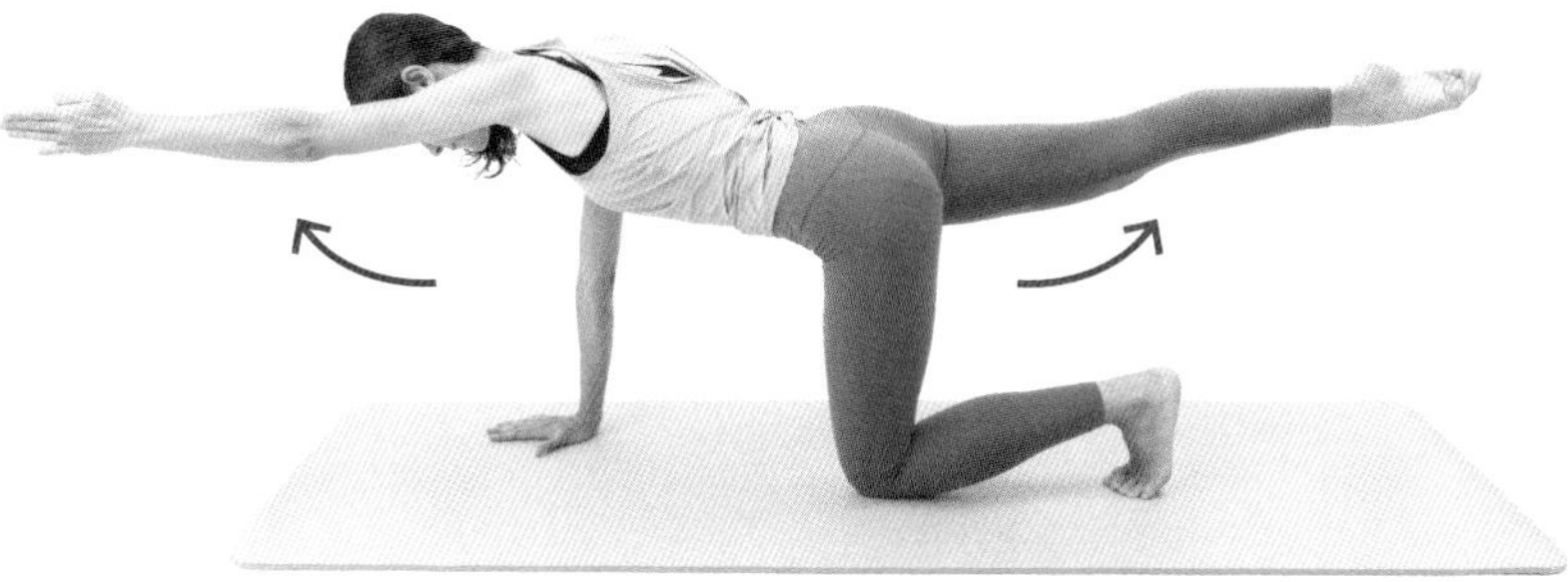

NG　伸ばした腕や脚が下がっている

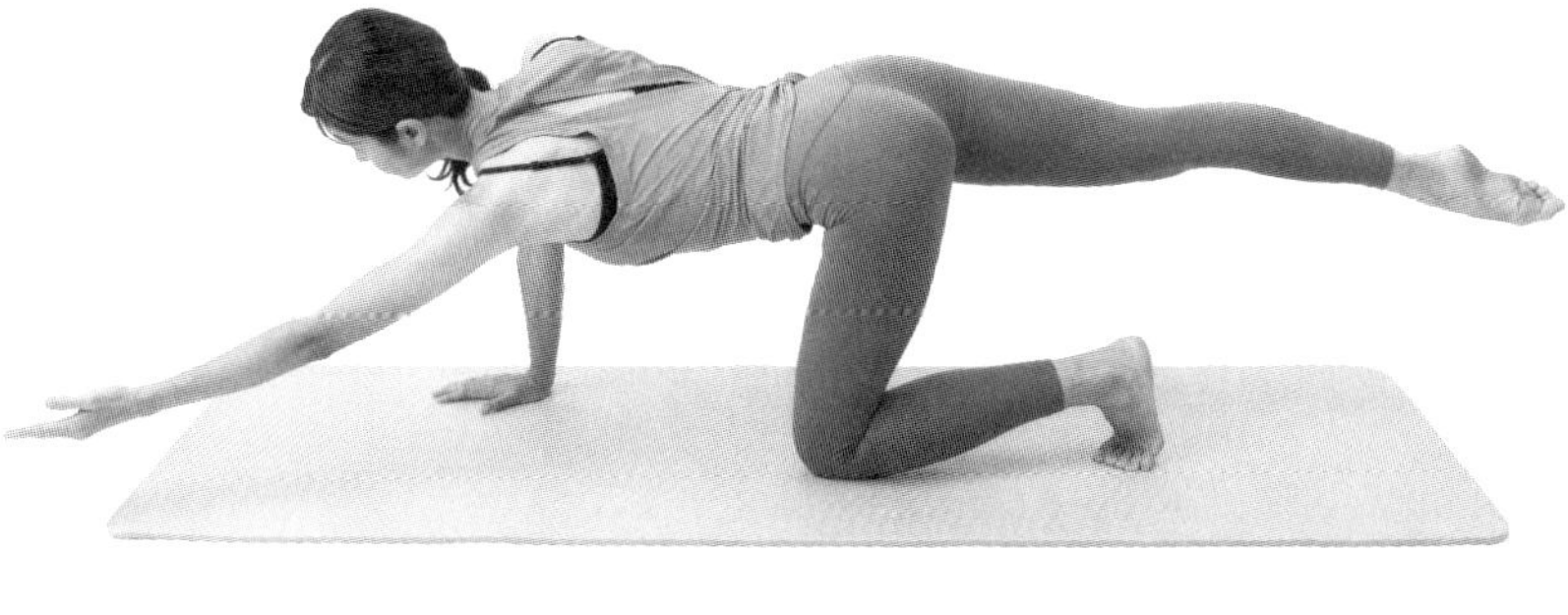

お尻を鍛える

反り腰の人は、裏ももの筋肉（ハムストリング）とお尻の筋力が低下しやすくなります。あるいは、骨盤の前傾が原因でお尻が下がってしまったり、後ろに突き出たりして、ゴールデンラインから遠ざかった姿勢になっています。

まずは、お尻でもっとも大きな大臀筋や裏ももの筋肉であるハムストリングを鍛えましょう。それによって下半身の引き締めの効果が期待できます。

また、大臀筋を鍛えることは腰痛の予防にもなります。腰痛の原因はさまざまですが、長時間のデスクワークなどによりお尻や裏ももの筋肉が圧迫されて血流が悪くなっていることや、運動不足で筋力が低下していることが原因となっているケースもあります。

㉜ ヒップスクイーズ

お尻を引き締め、上げるエクササイズです。

5回

1 うつぶせになり、両脚を広げて両膝を曲げる

左右のかかとを押し合う

頭の下に腕を置く

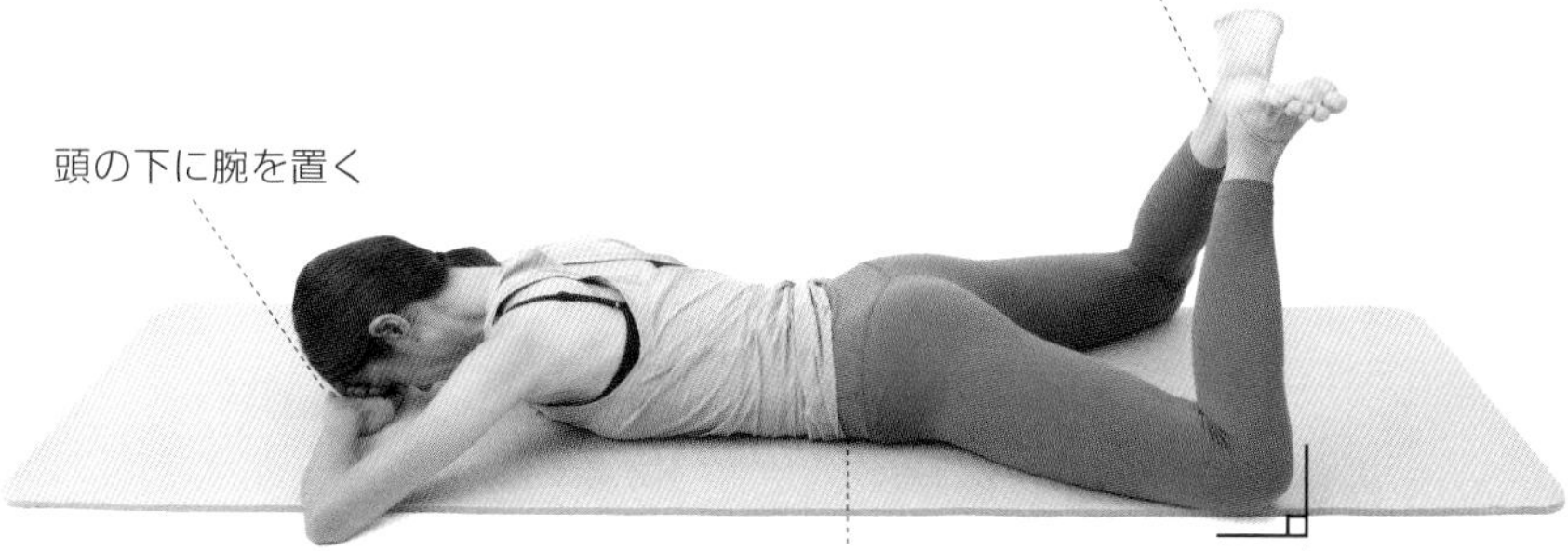

腰が反らないように、恥骨を床に押しつける

膝は90°に

2 かかとを少しだけ天井に向け押し上げる

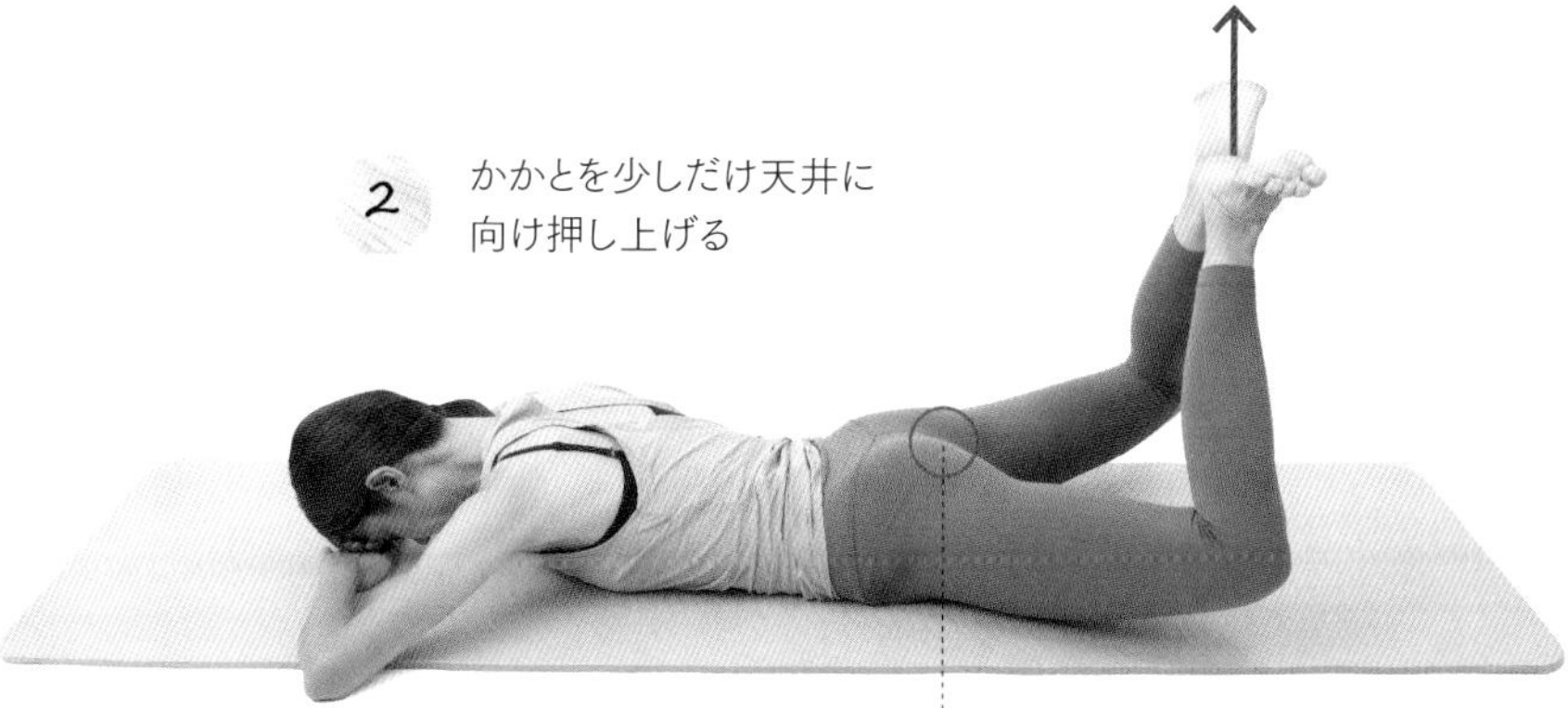

お尻に力を入れて真ん中に寄せるように意識する

㉝ヒップリフト

お尻を引き締め、上げるエクササイズです。

5回

1 仰向けになり両膝を立てる

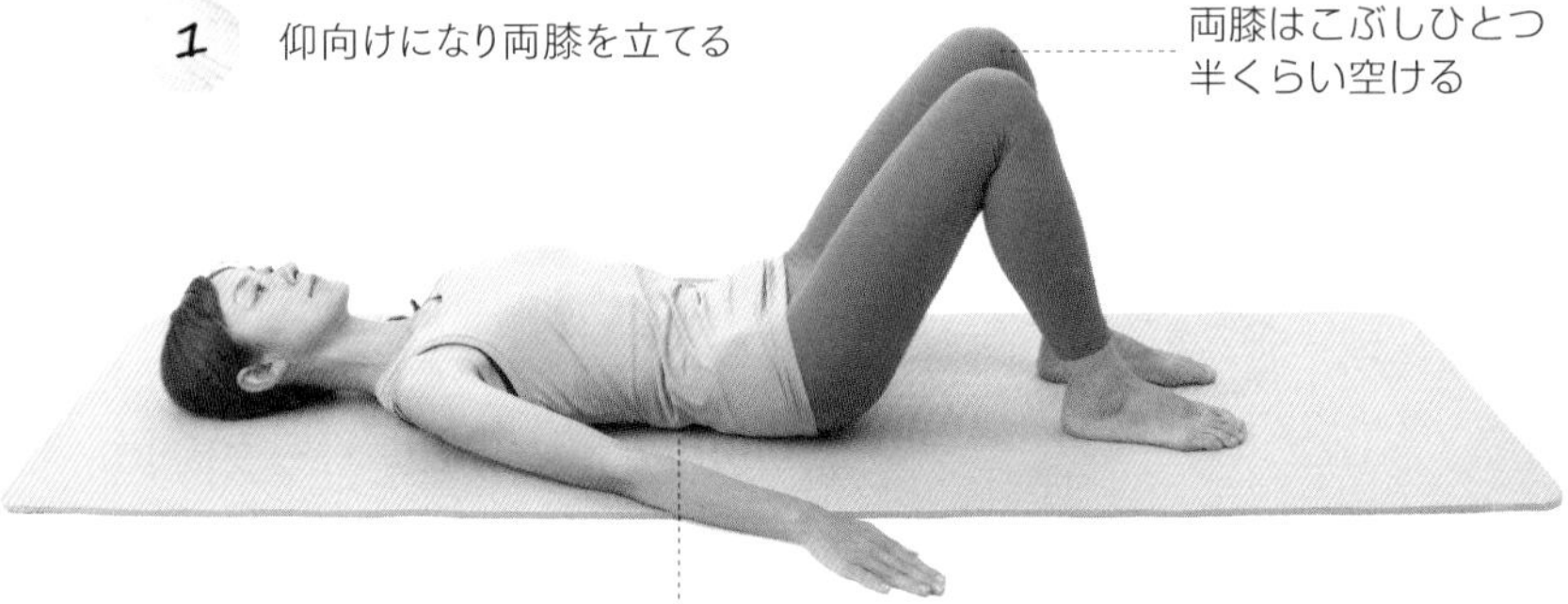
両膝はこぶしひとつ
半くらい空ける
腰を浮かせない

2 腰を床につけたまま骨盤を後傾させながら、お尻を持ち上げる

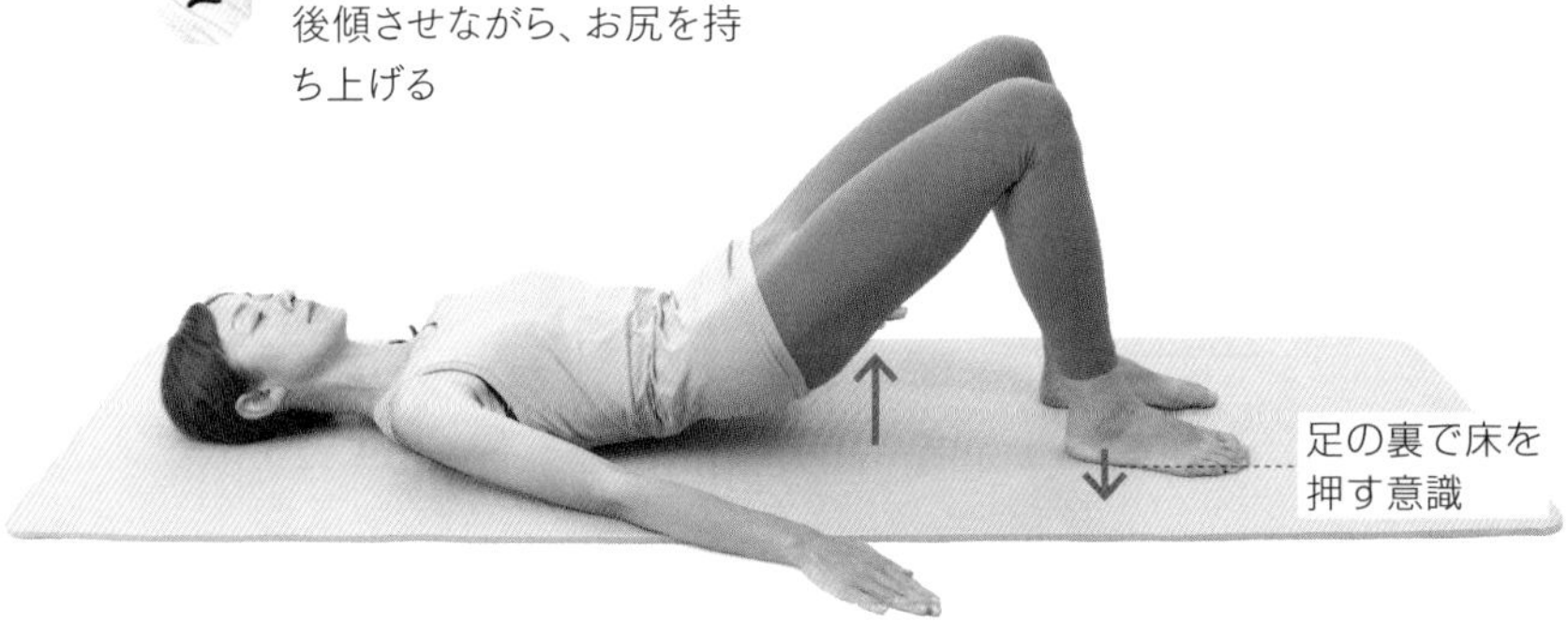
足の裏で床を
押す意識

3 お尻をさらに持ち上げながら、
背骨を下から順に持ち上げる

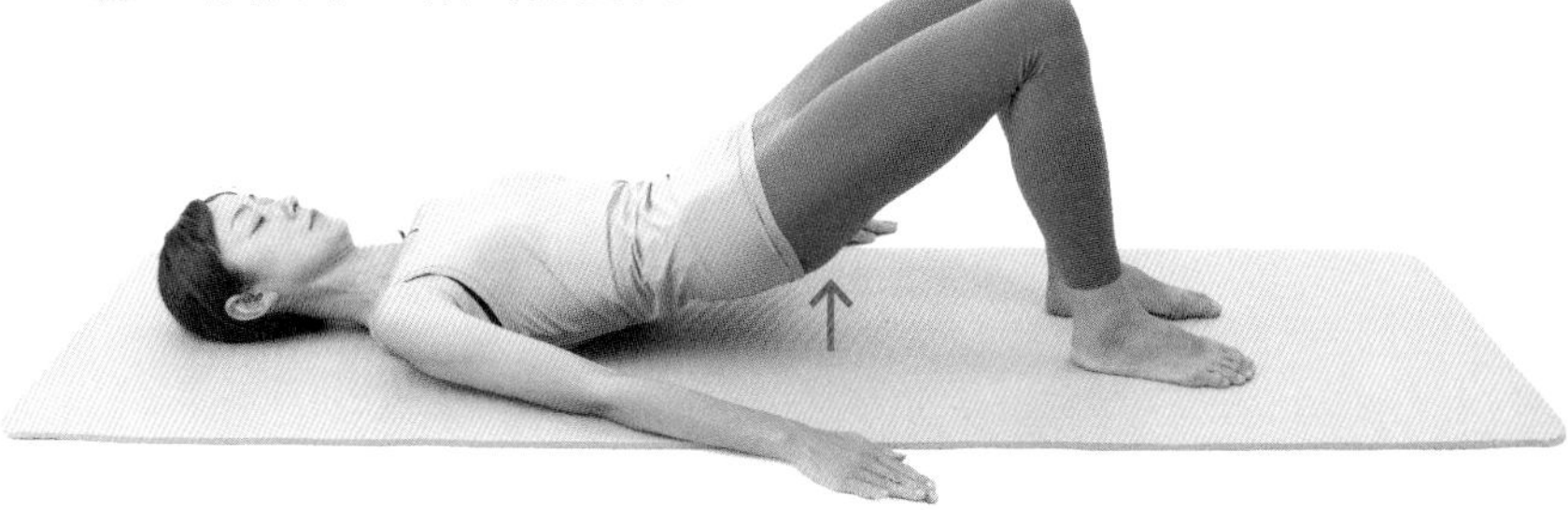

左右の膝は遠くへ
引き伸ばす意識

4 背中から膝までが一直線に
なるまでお尻を持ち上げる

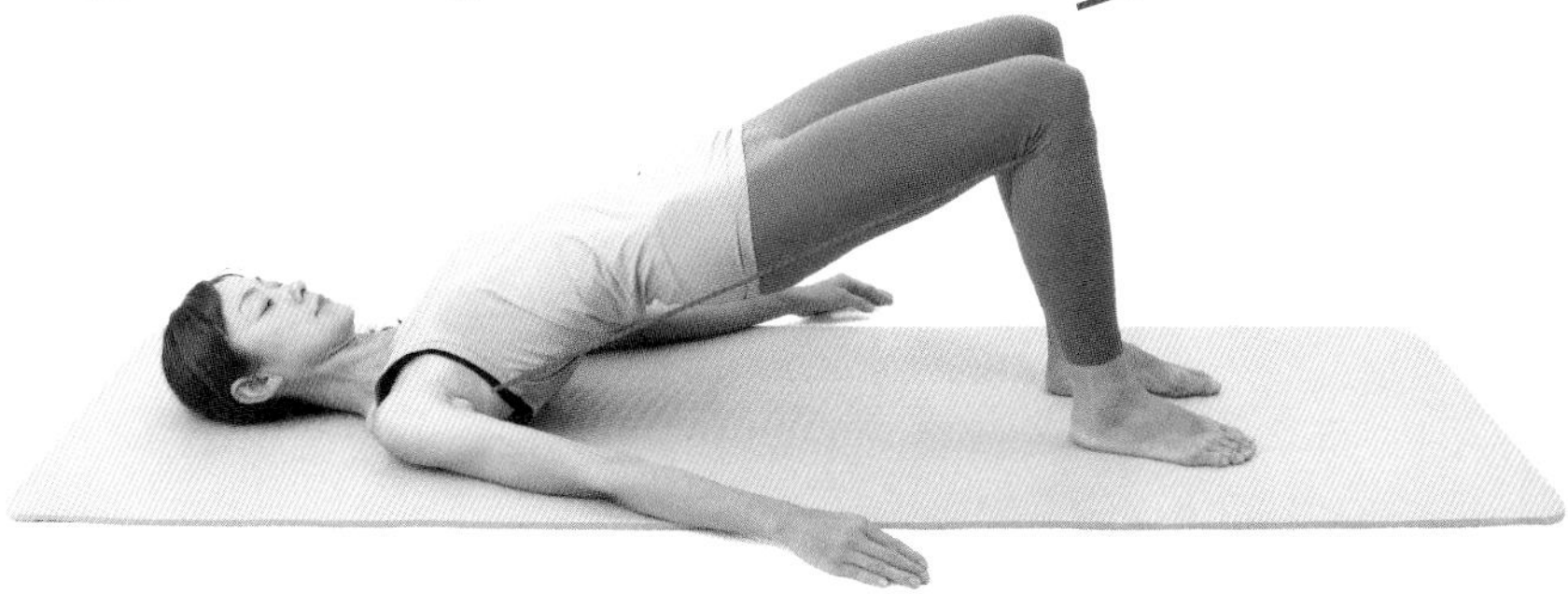

5 背骨を上から下に向かい順に床につ
けていき、**1** の姿勢に戻る

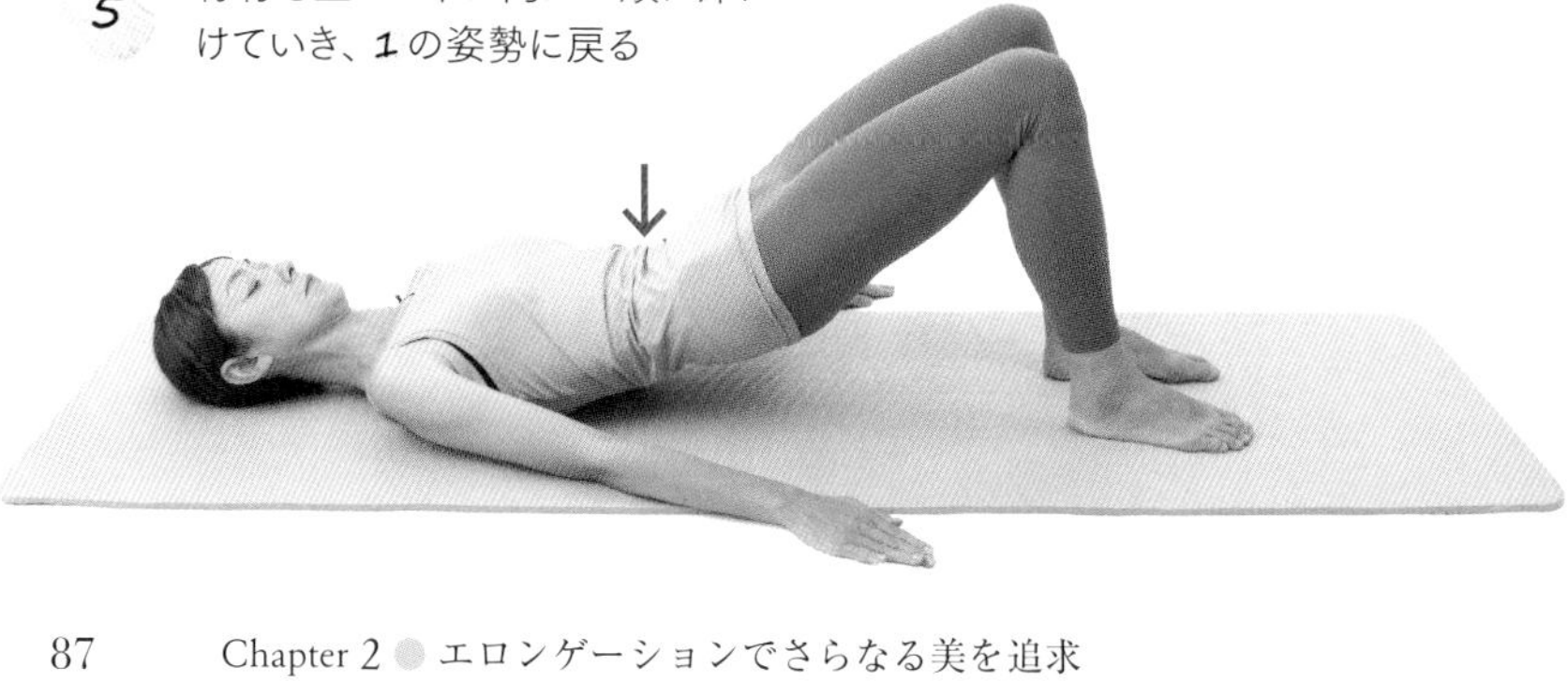

㉞フロントランジ

お尻を引き締め、上げるエクササイズです。

左右
10回ずつ

1 腰に手を当て、膝とつま先を
正面に向けてまっすぐ立つ

両脚は腰幅に

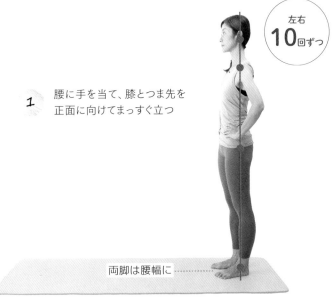

2 左脚を前に踏み出し、
左脚に体重をかける

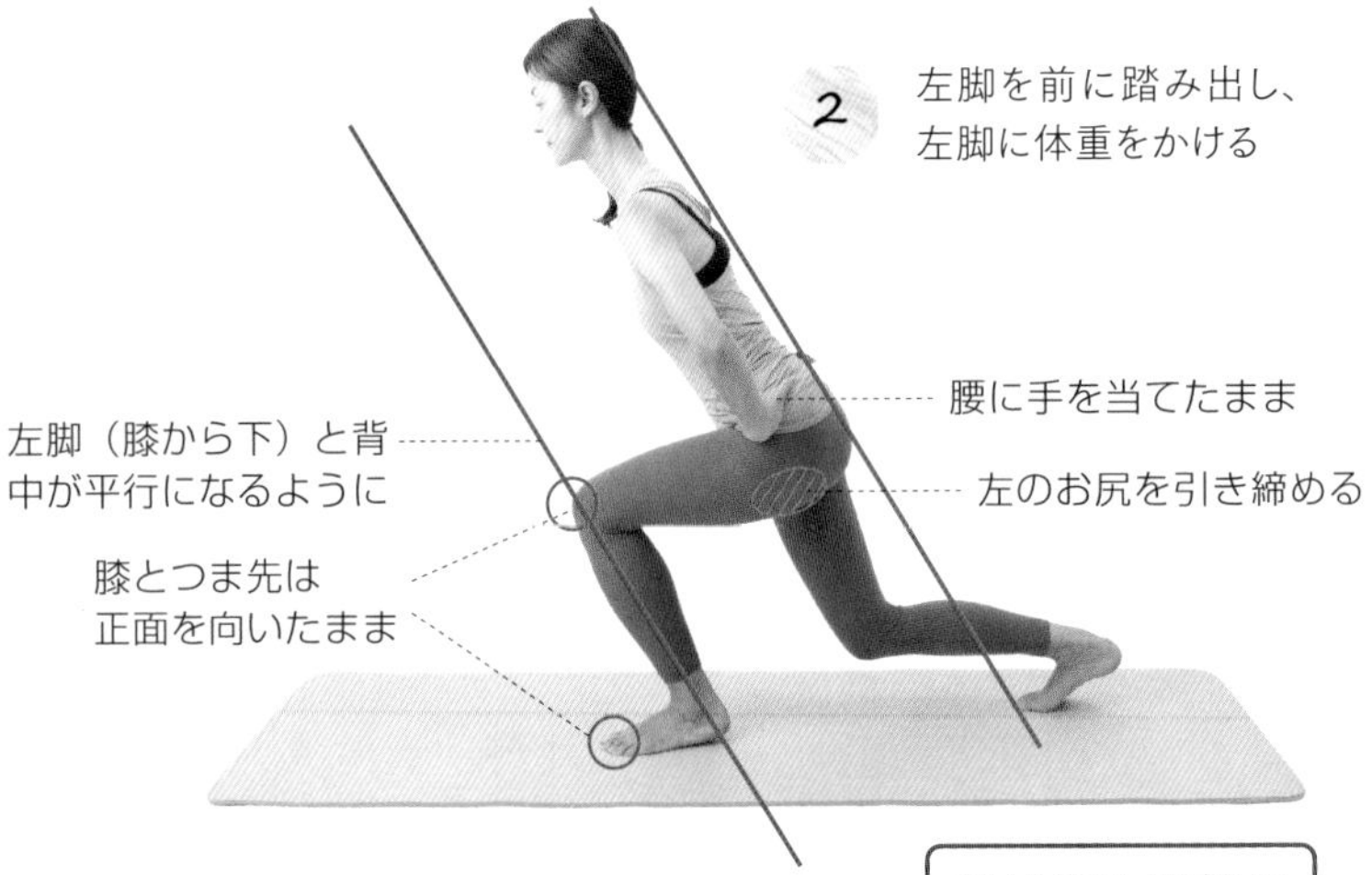
腰に手を当てたまま
左脚（膝から下）と背
中が平行になるように
左のお尻を引き締める
膝とつま先は
正面を向いたまま

反対側も同様に

NG

上半身が起き上がっており、左脚(膝から下)と背中が平行になっていない

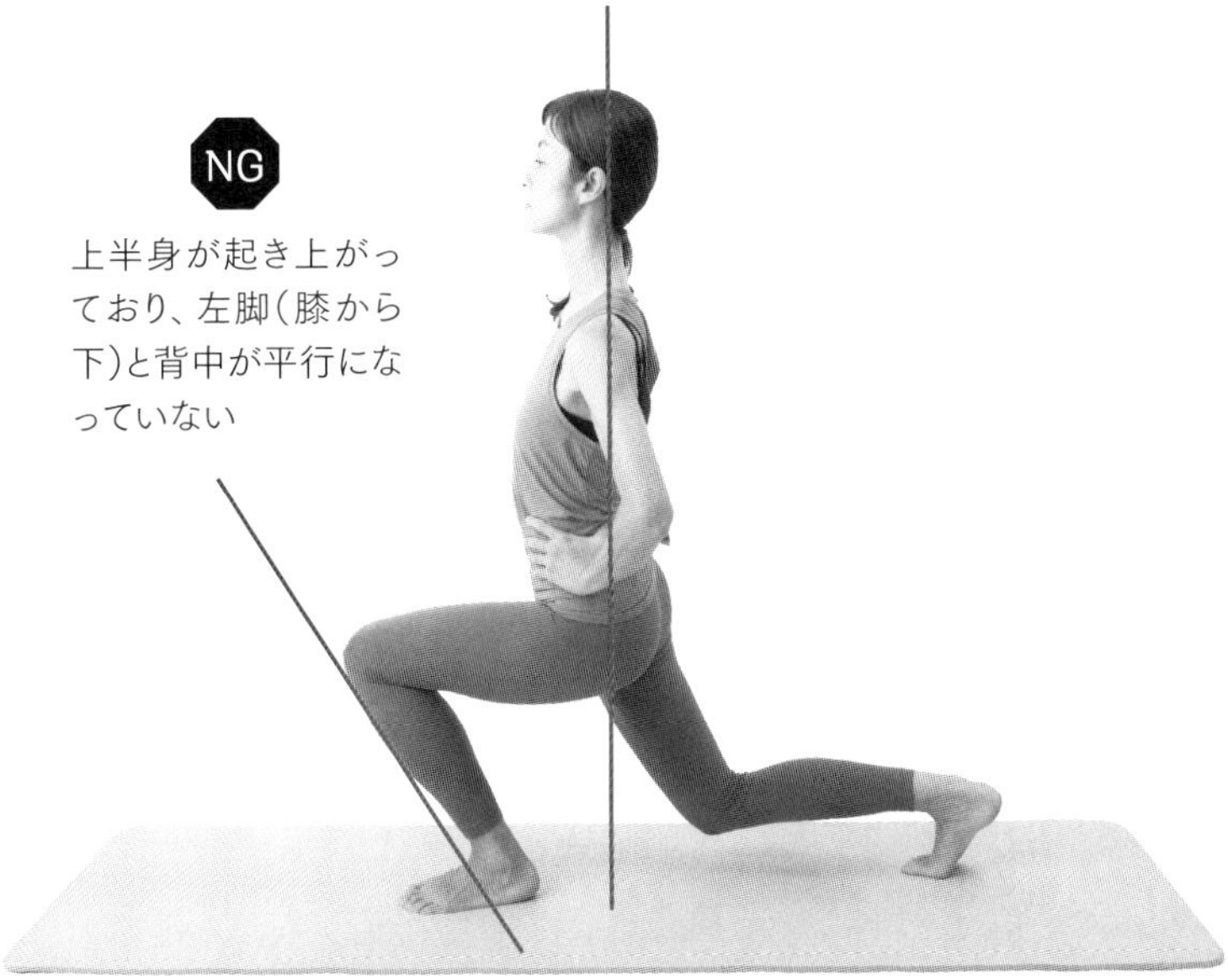

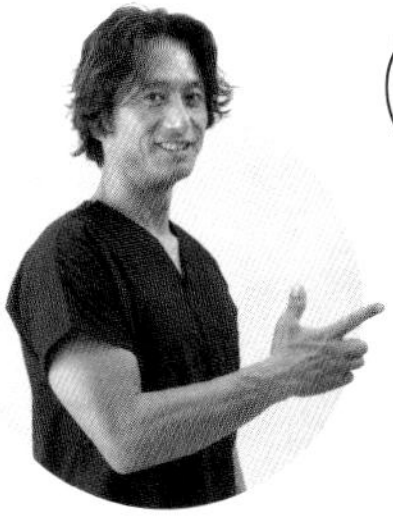

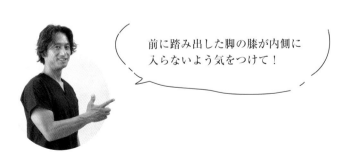

前に踏み出した脚の膝が内側に入らないよう気をつけて！

㉟ バックランジ

お尻を引き締め、上げるエクササイズです。

左右
10回ずつ

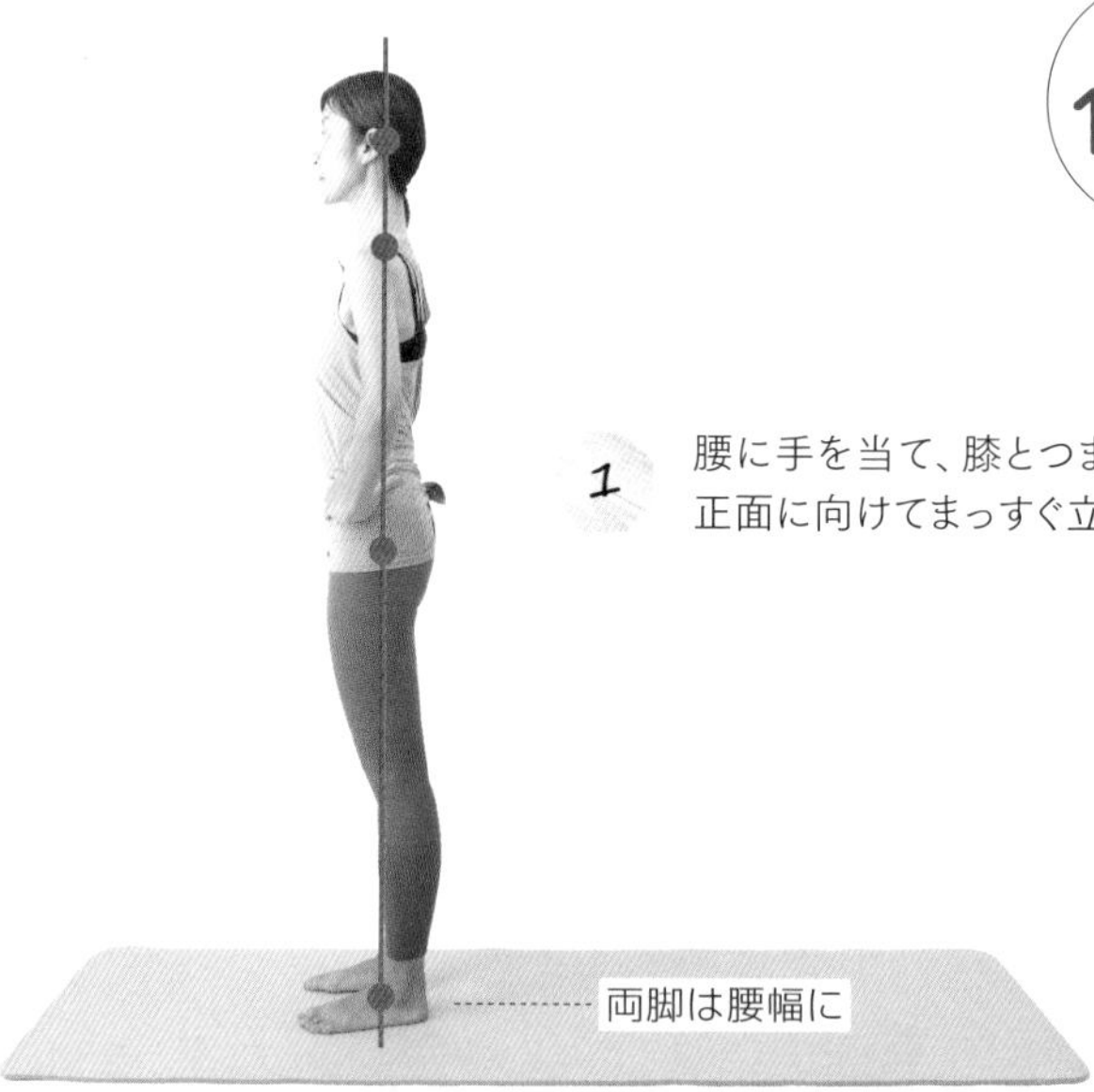

両脚は腰幅に

1 腰に手を当て、膝とつま先を正面に向けてまっすぐ立つ

2 右脚を後ろに引き、左脚に体重をかける

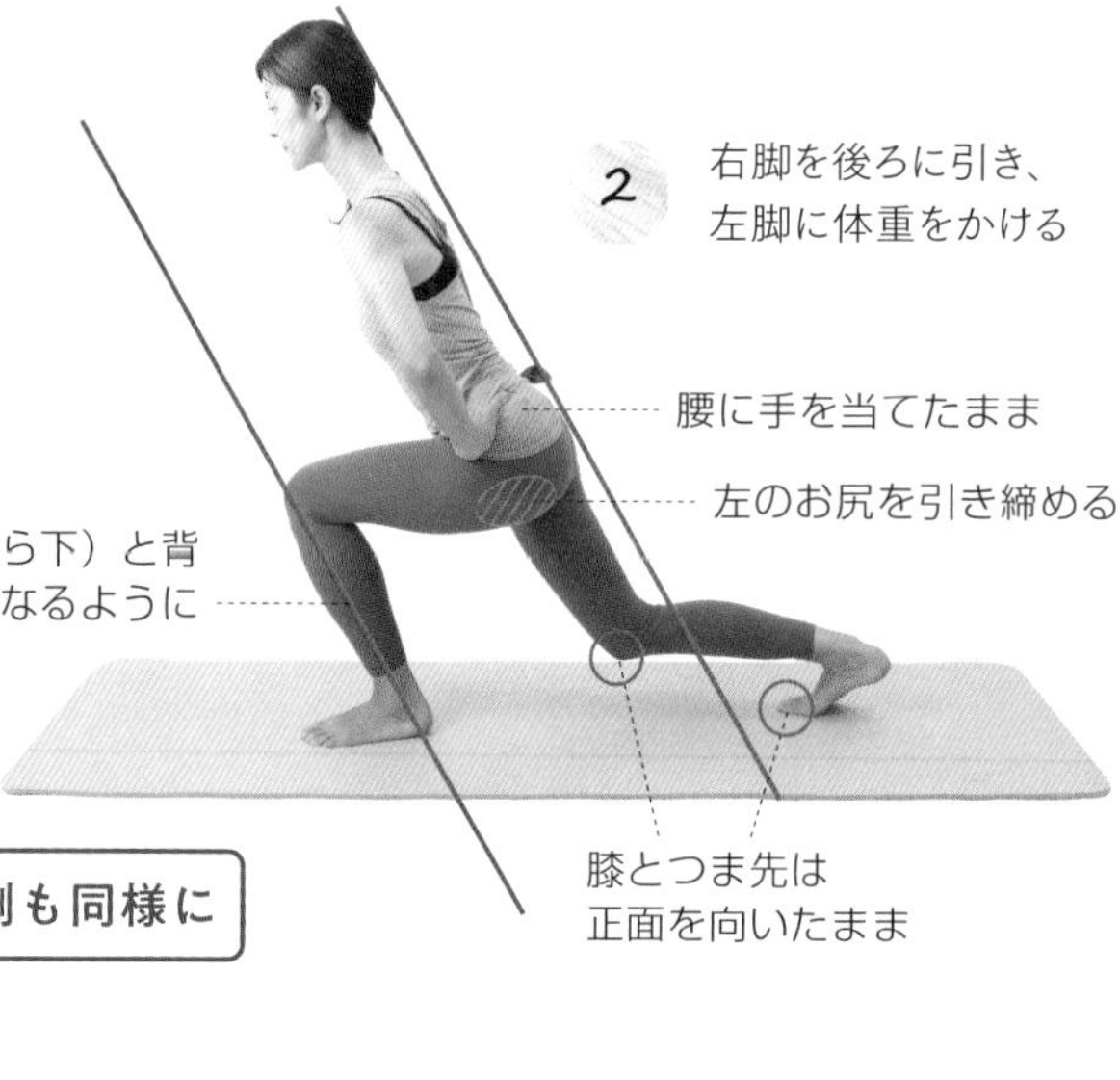

腰に手を当てたまま
左のお尻を引き締める
左脚（膝から下）と背中が平行になるように
膝とつま先は正面を向いたまま

反対側も同様に

バックランジでお尻に効く感覚がわかりづらい人は、
↓の「クロス」のほうがわかりやすいかもしれません。

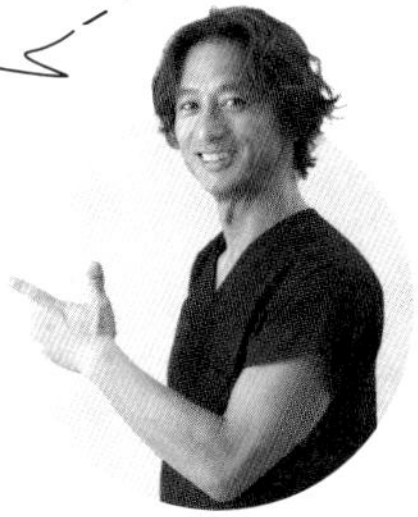

バックランジクロス

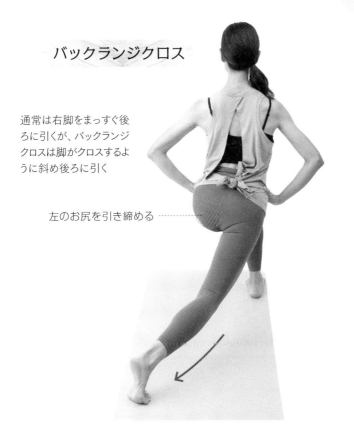

通常は右脚をまっすぐ後ろに引くが、バックランジクロスは脚がクロスするように斜め後ろに引く

左のお尻を引き締める

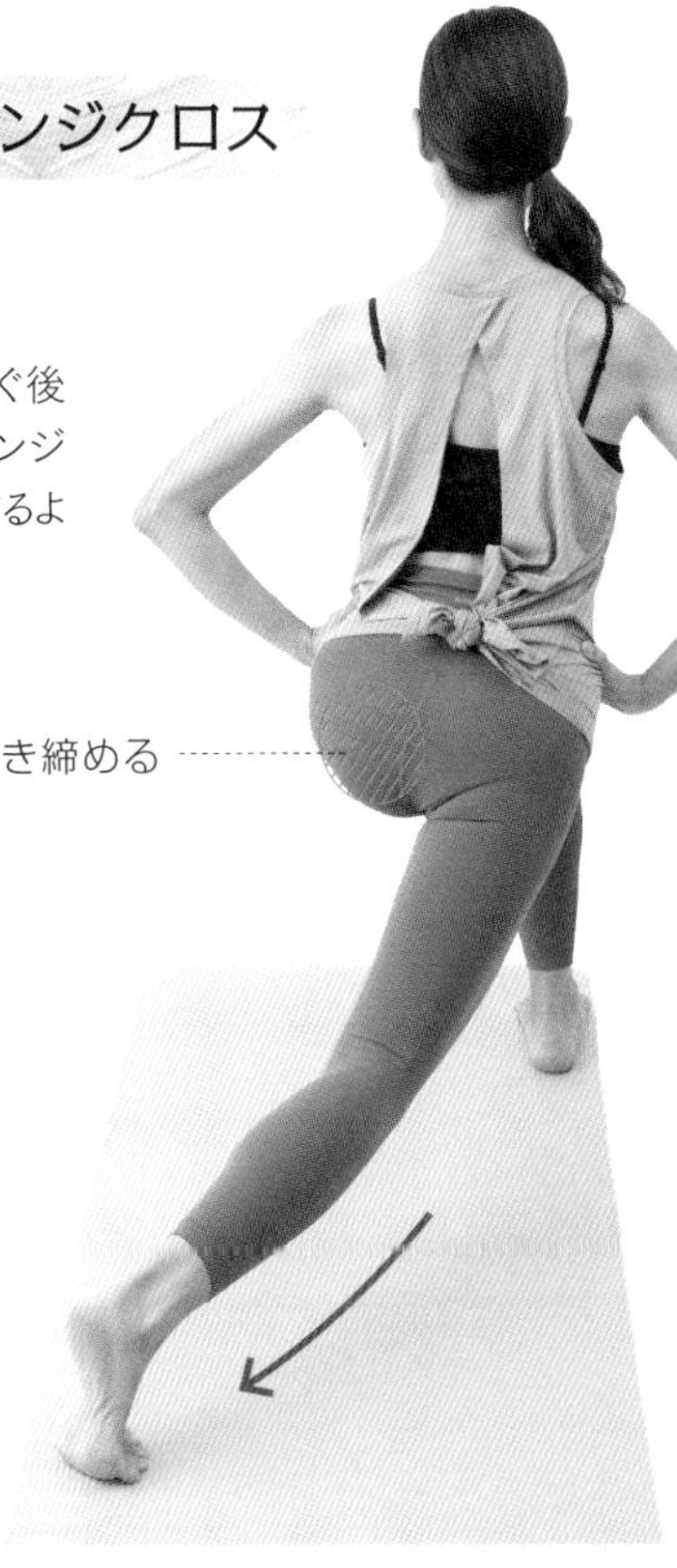

㊱スクワット

お尻を引き締め、上げるエクササイズです。

10回

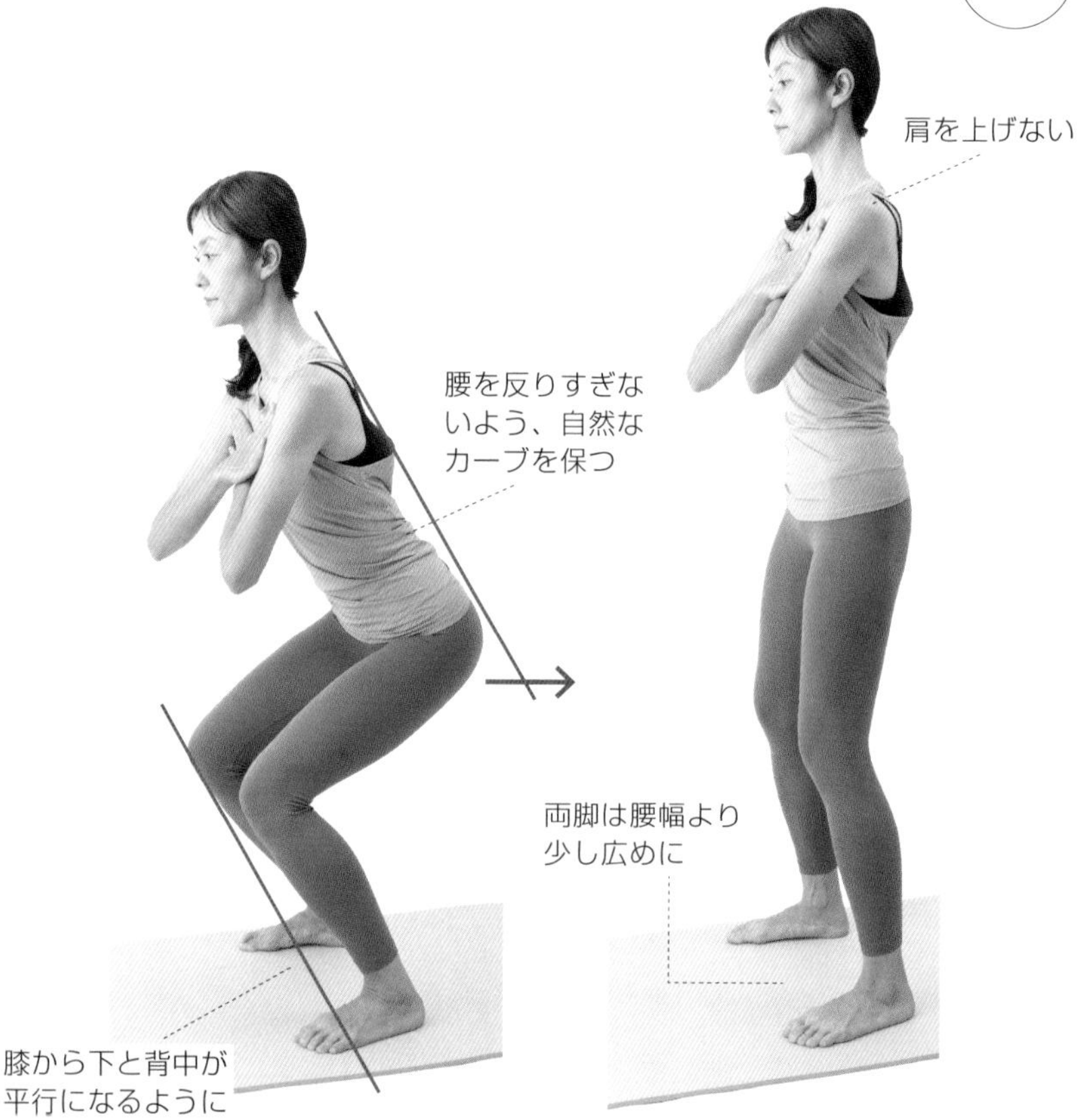
肩を上げない
腰を反りすぎないよう、自然なカーブを保つ
両脚は腰幅より少し広めに
膝から下と背中が平行になるように

1 両腕を胸の前でクロスする

2 お尻を後ろに引きながら腰を落とす

足裏筋を鍛える

エロンゲーションをするには、足裏で地面をしっかり押すことが大切です。足裏のアーチは、衝撃を吸収したり、地面を押す役割を果たします。しかし、現代人の多くはアーチが低くなったり、消失したりして、扁平足になっています。

扁平足は、外反母趾など足の変形につながり、体のバランスが悪化して猫背や反り腰、Ｏ脚などの不良姿勢を招きます。

足裏で地面を押して正しくエロンゲーションするためには、扁平足や外反母趾を改善しなければなりません。ここでは、扁平足や外反母趾を改善させる目的で、足裏筋を鍛えるエクササイズを紹介します。

㊲ ショートフット

足裏筋を強化するエクササイズです。

10回

1　足裏を床につける

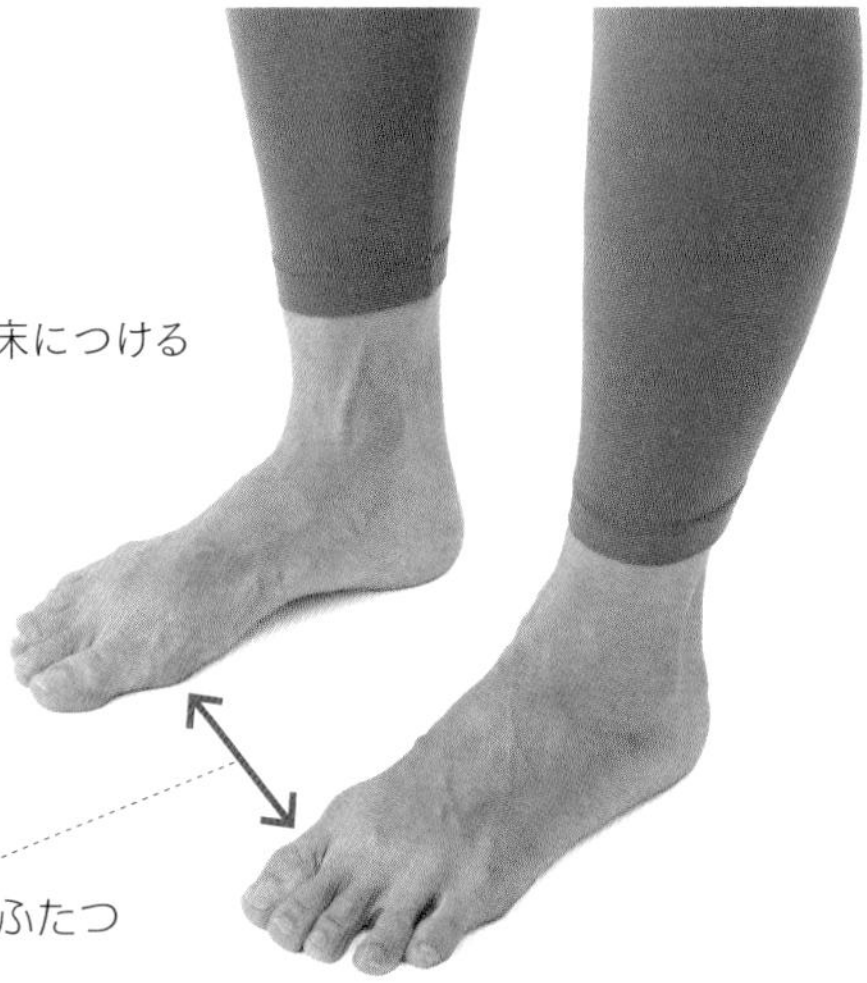

こぶしひとつ〜ふたつ
ぶん空ける

2　5本の指を上げる

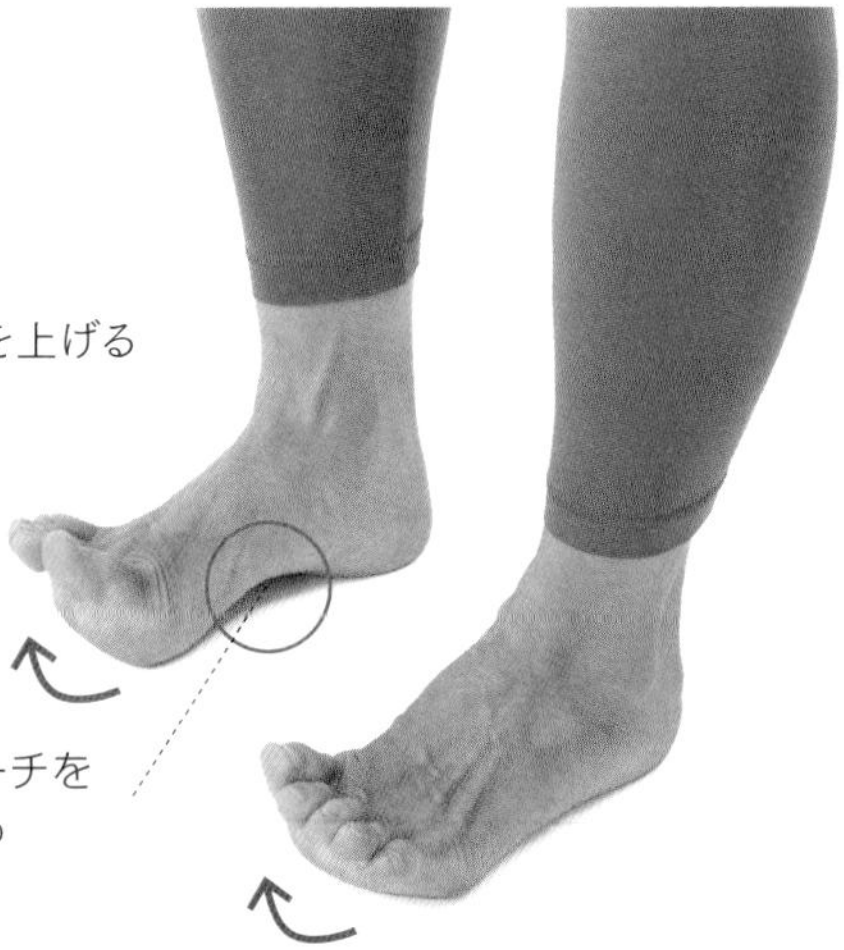

足裏のアーチを
持ち上げる

3 足裏のアーチを持ち上げたまま親指を下ろす

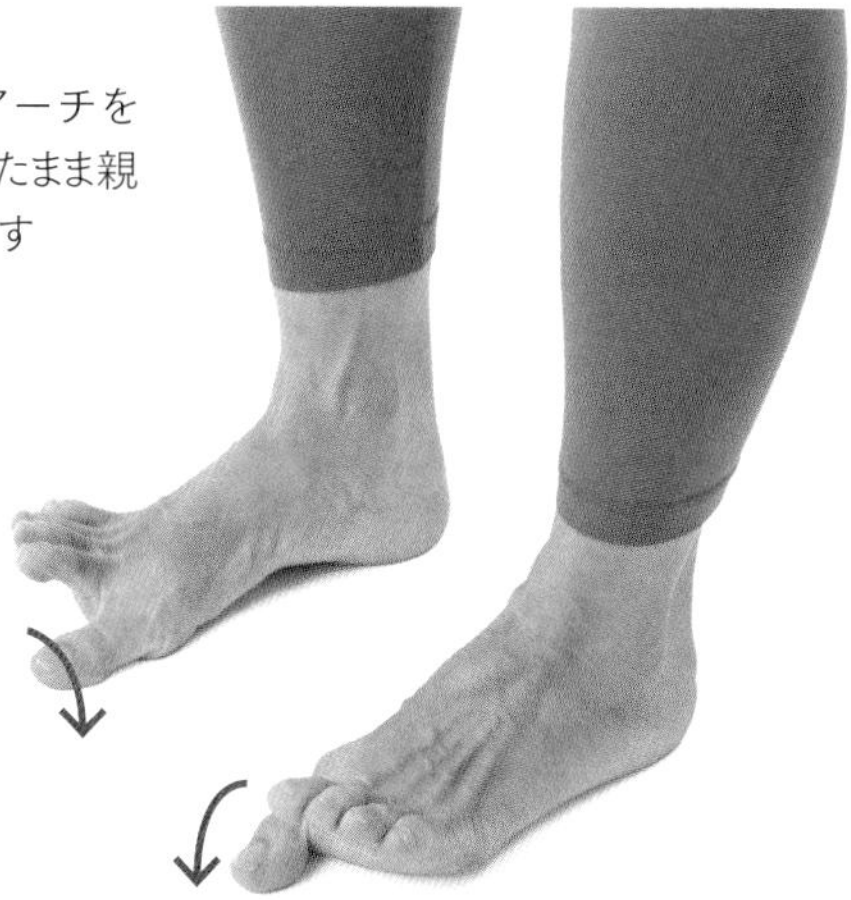

4 残り4本の指を下ろす

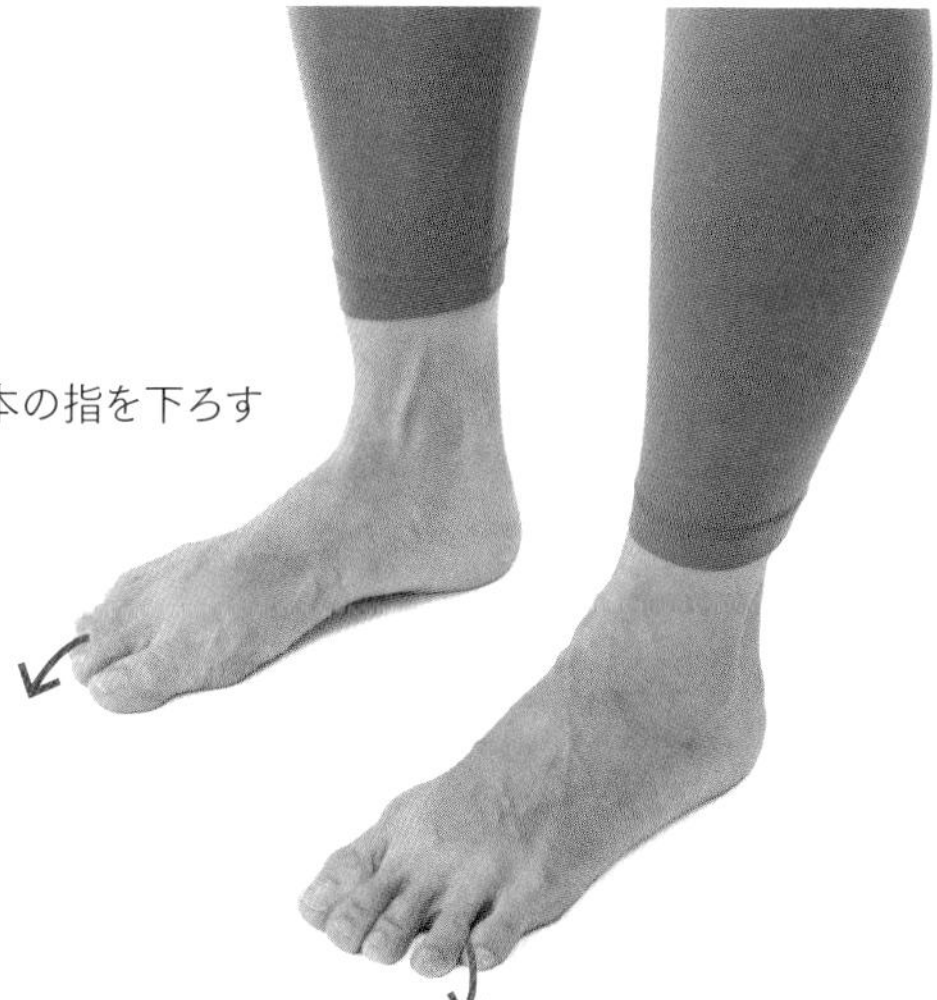

㊳フットワーク

足裏筋を強化するエクササイズです。

10回

1　足首を立てる

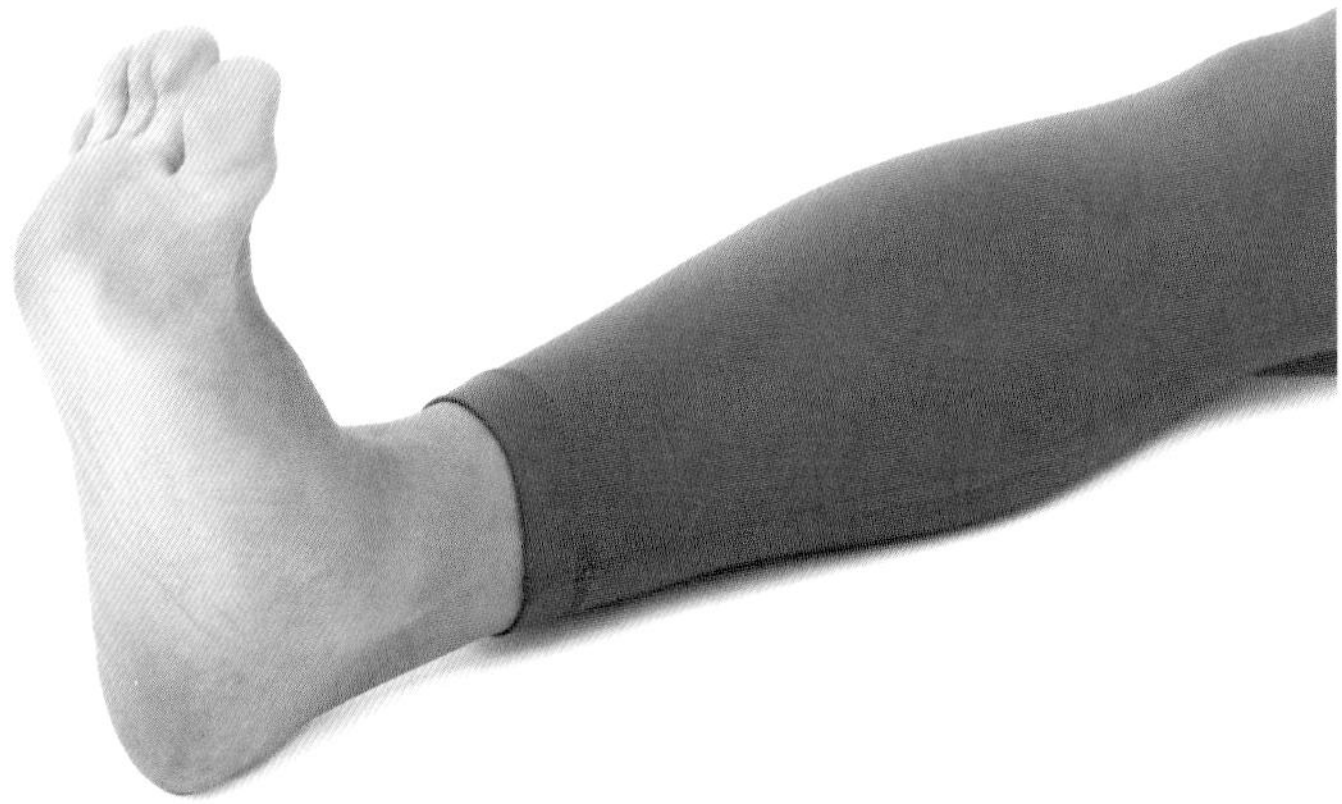

2　指の付け根を前に押し出す

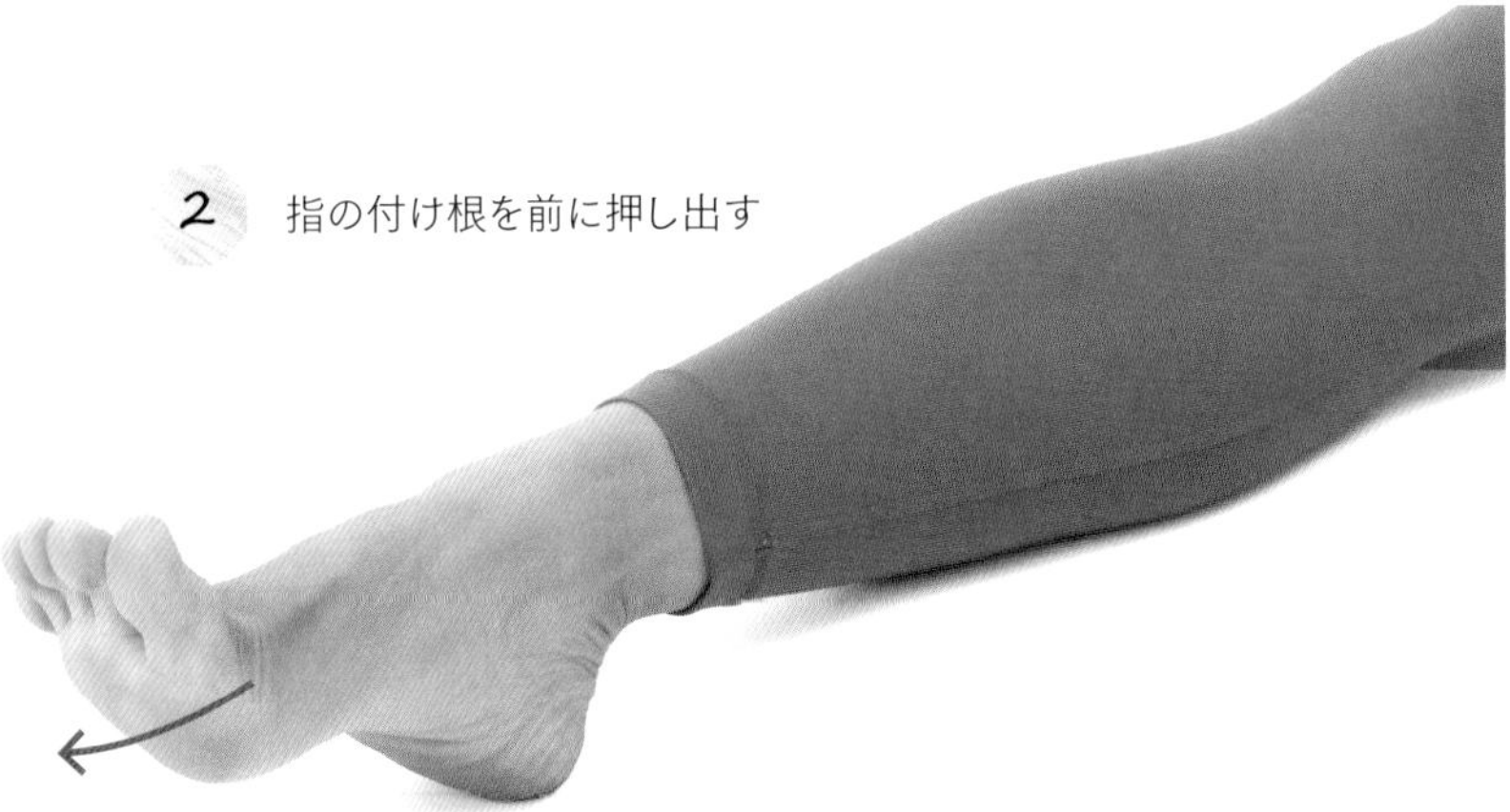

3　指先を伸ばしながら曲げる

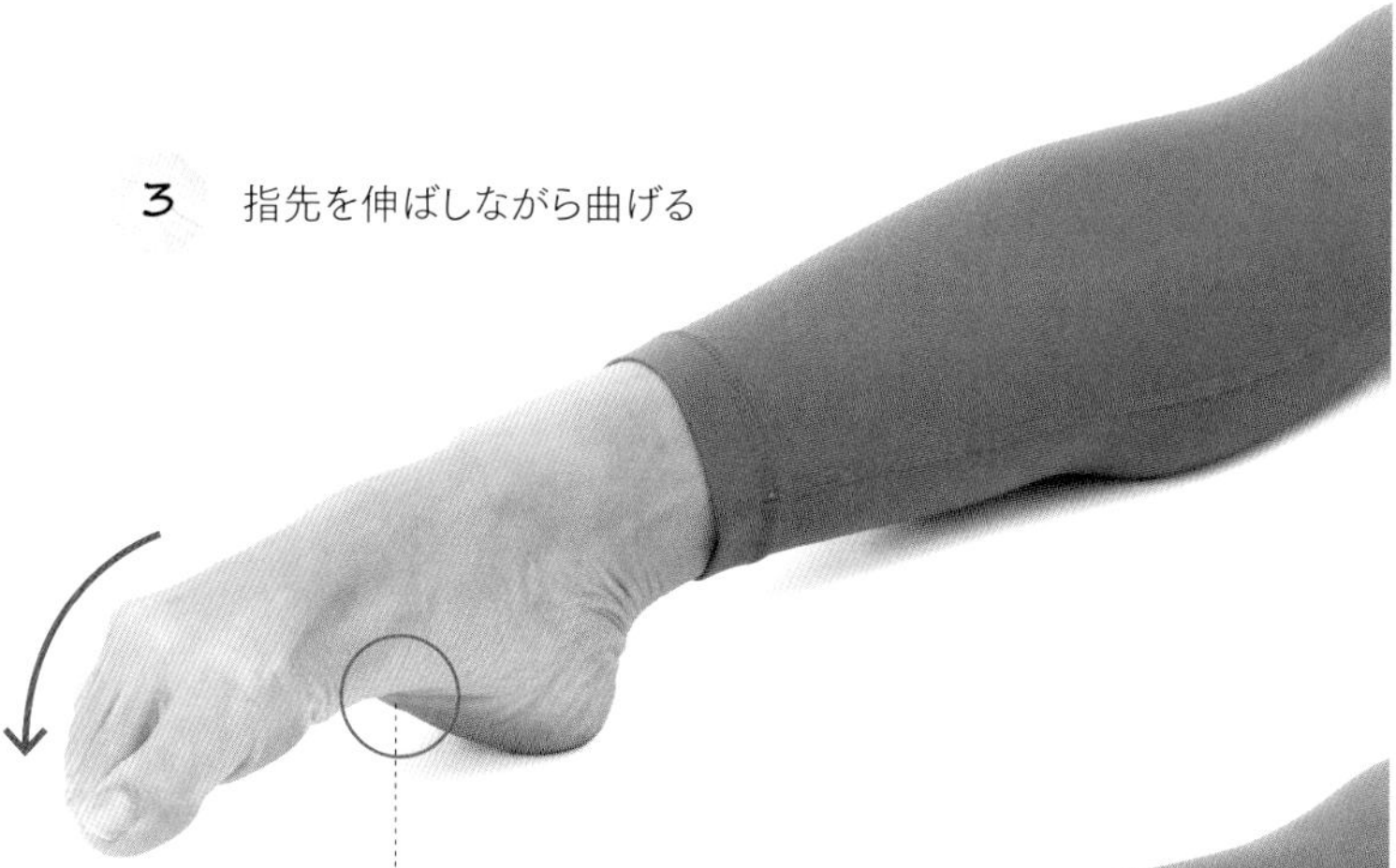
足裏筋に効いていることを意識

4　指先を戻す

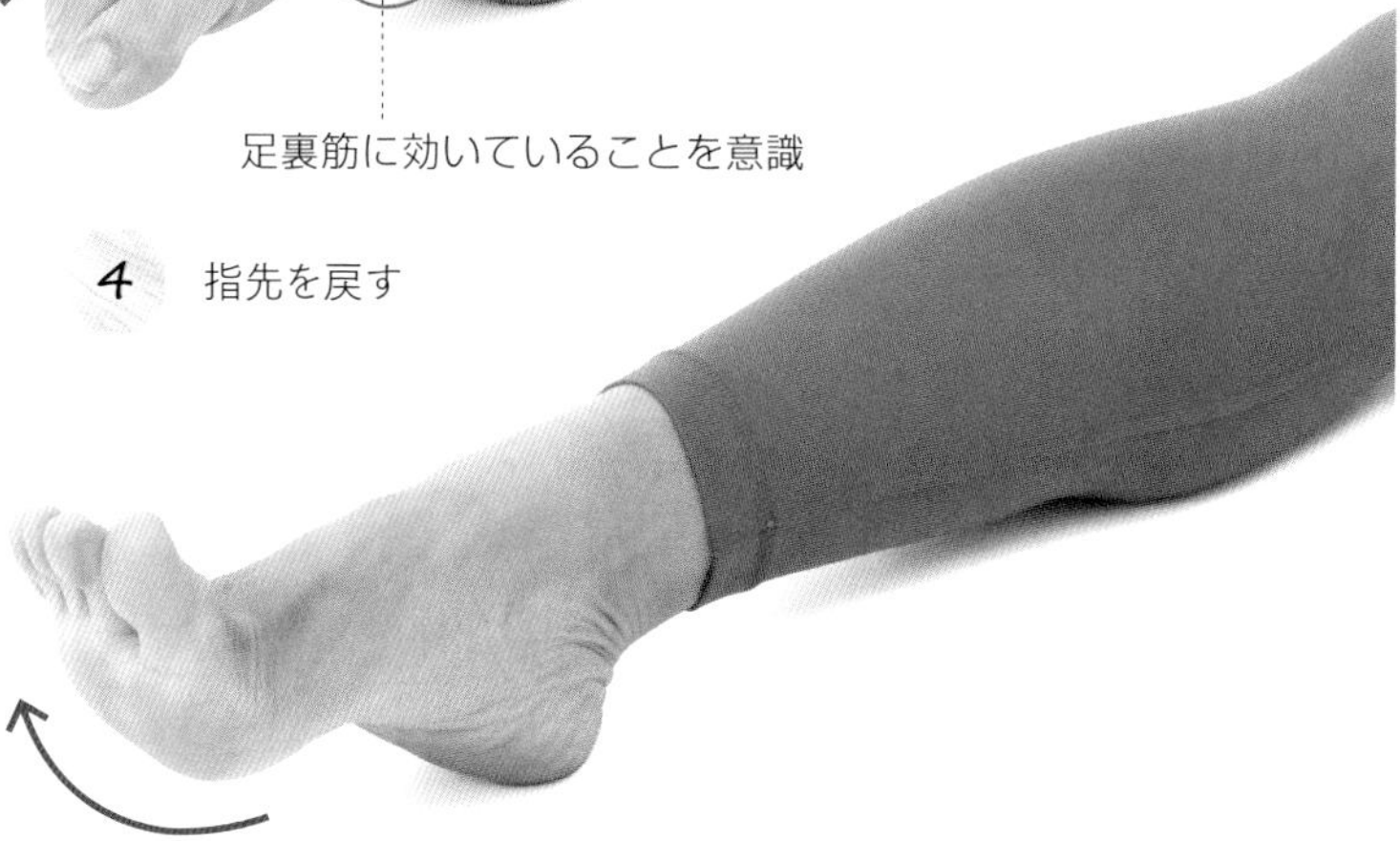

5　足首を戻す

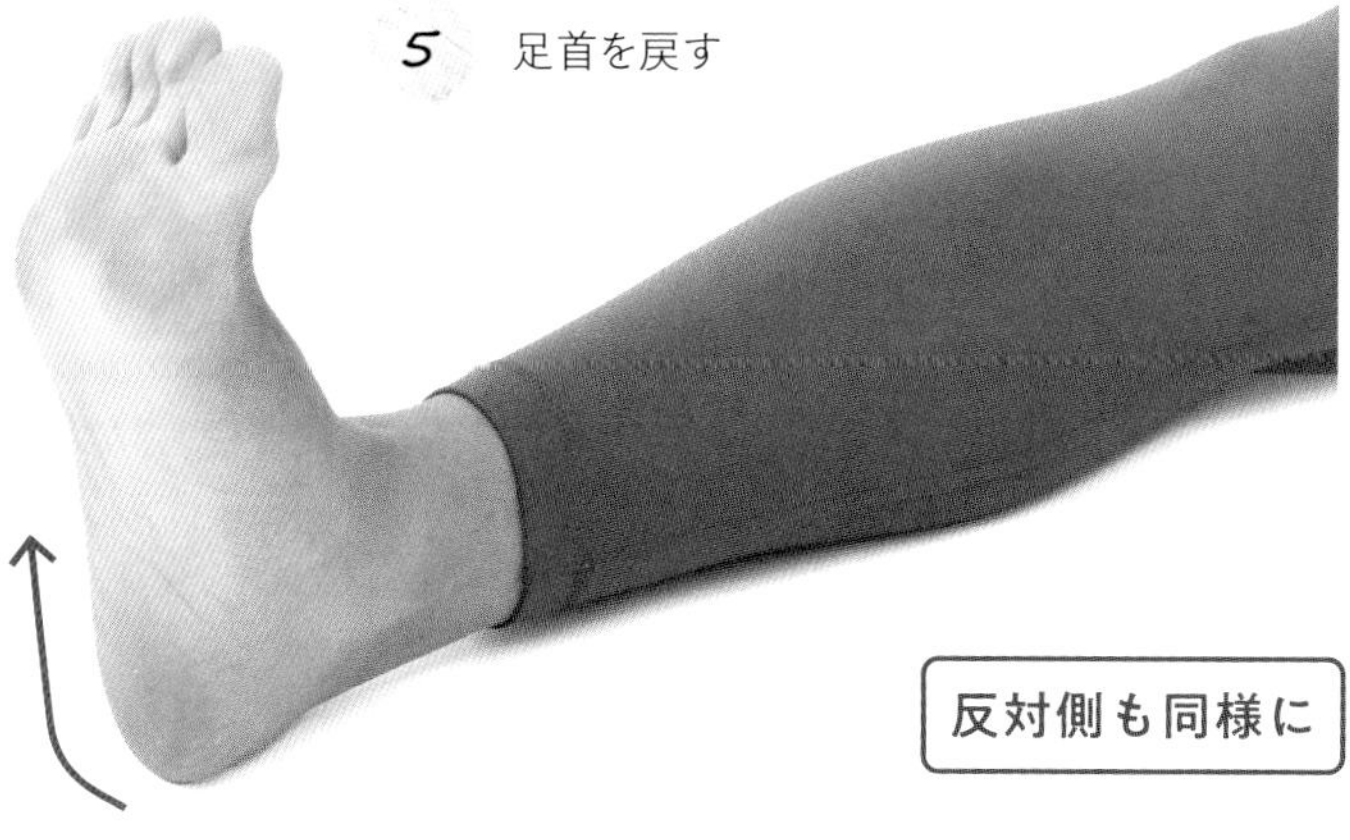

反対側も同様に

㊴しゃくとり虫のワーク

足裏筋を強化するエクササイズです。

進んで戻ってを5回

1 体育座り(三角座り)をする

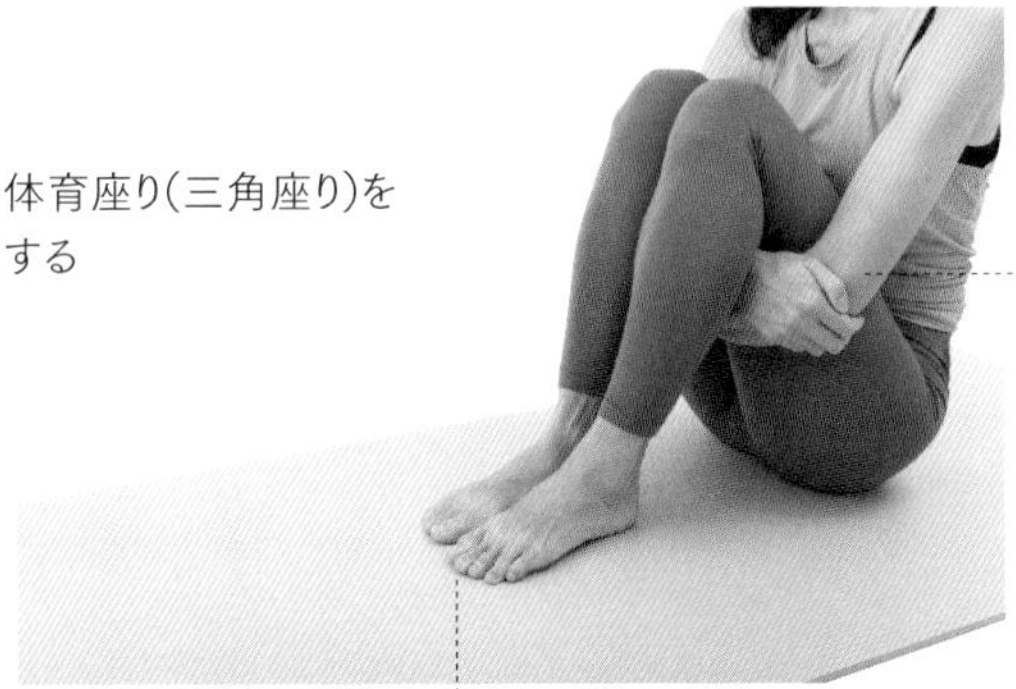
太ももの前で腕を組む
両足をつける

2 指先を曲げながらかかとを少し前に出す

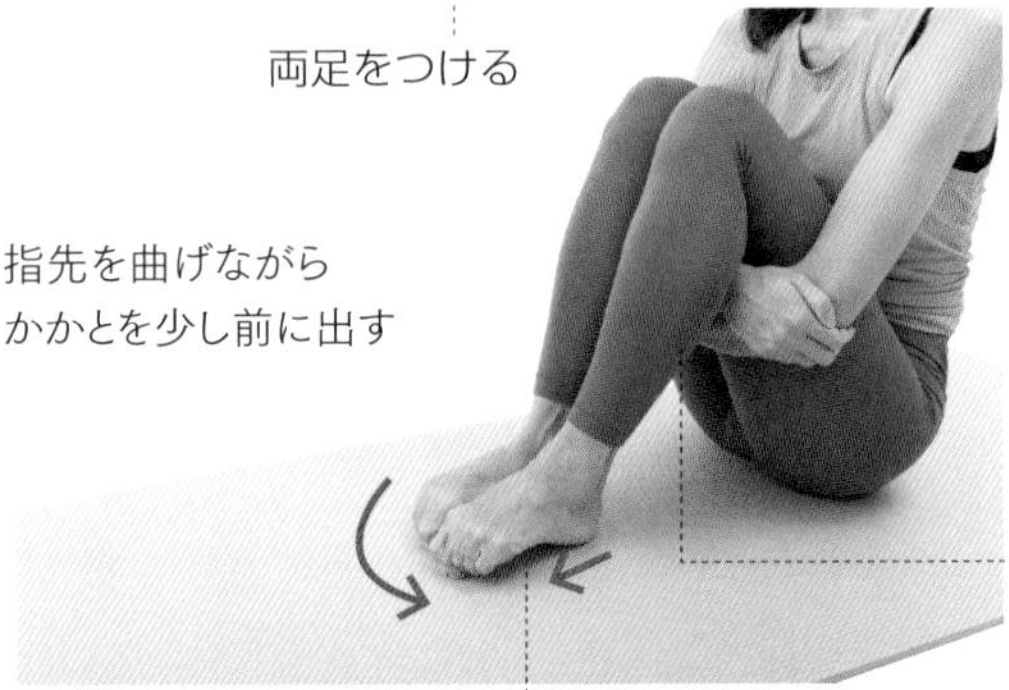
膝から下だけを動かす
足裏のアーチを持ち上げる

3 指先を伸ばし少し前に進む

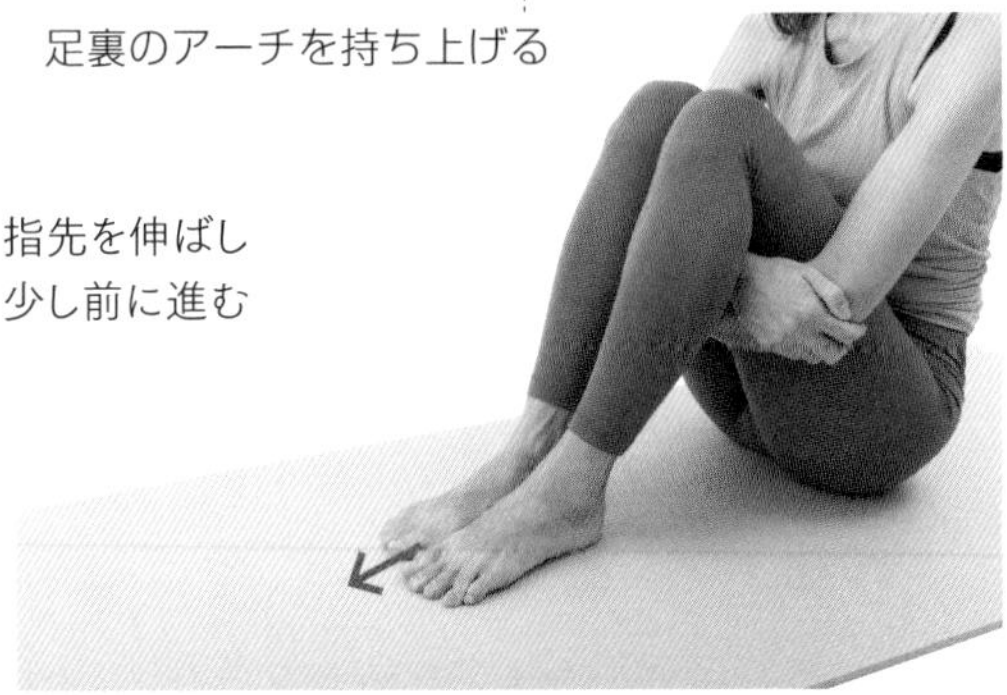

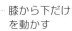

4 指先を曲げながらさらに
かかとを少し前に出す

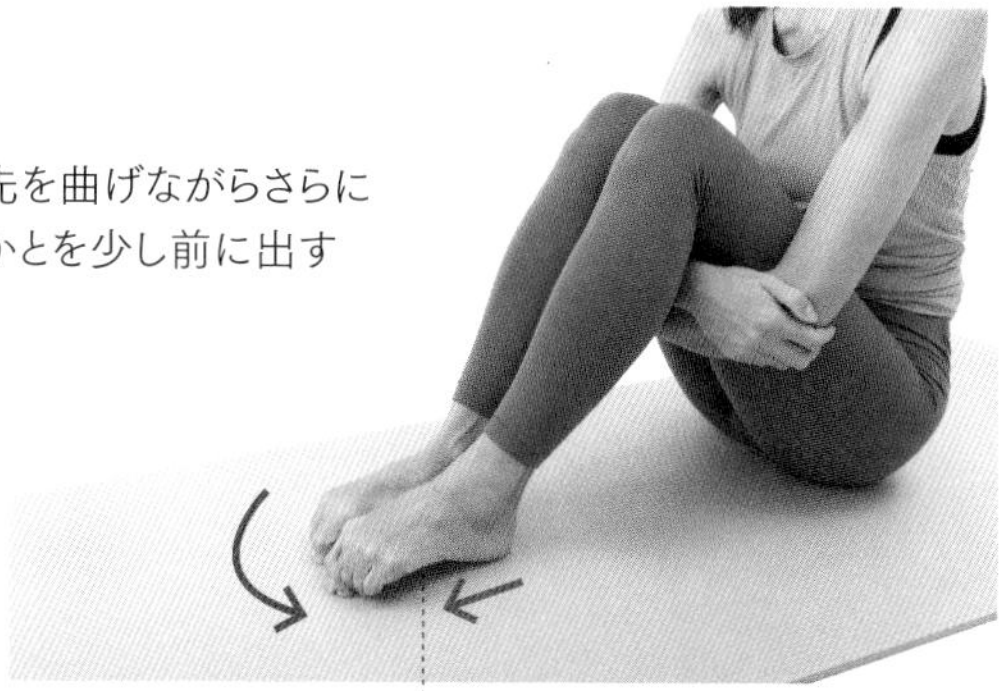

足裏のアーチを持ち上げる

5 指先を伸ばし
さらに少し前に進む

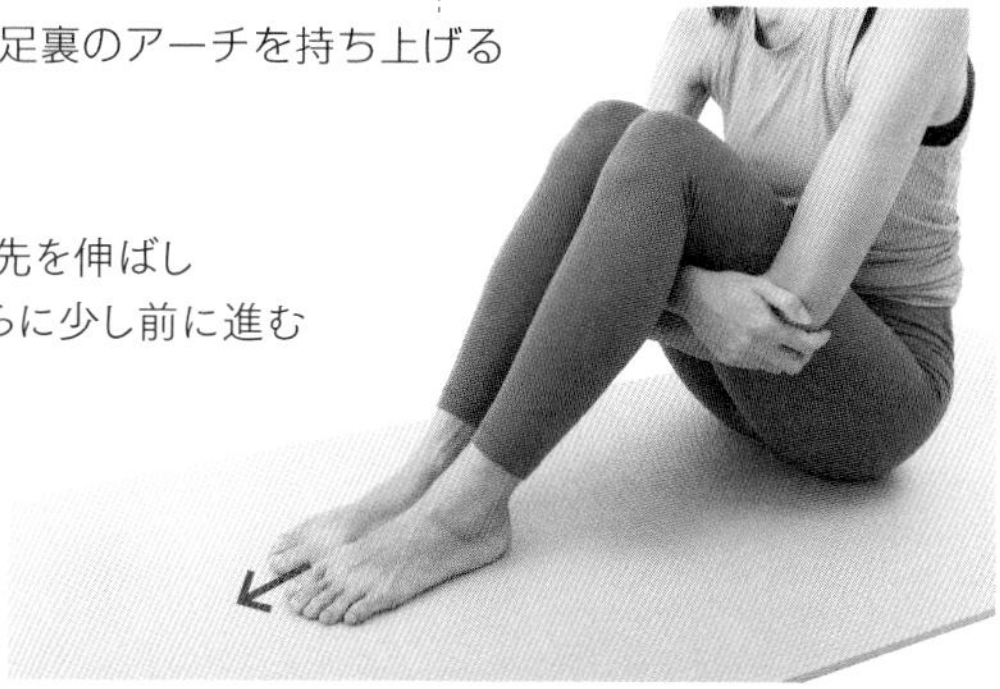

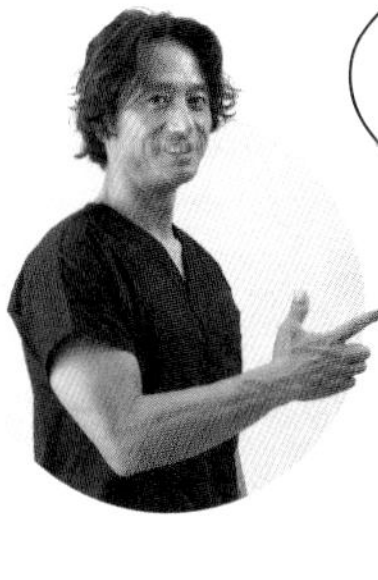

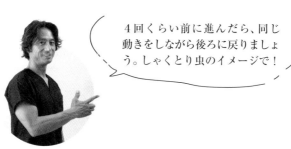

4回くらい前に進んだら、同じ動きをしながら後ろに戻りましょう。しゃくとり虫のイメージで！

㊵ タオルギャザー

足裏筋を強化するエクササイズです。

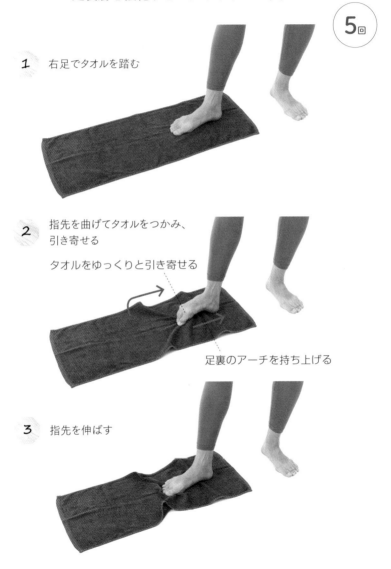

5回

1　右足でタオルを踏む

2　指先を曲げてタオルをつかみ、
引き寄せる

3　指先を伸ばす

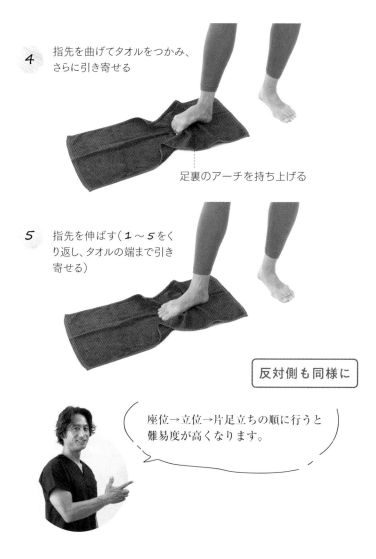

4 指先を曲げてタオルをつかみ、
さらに引き寄せる

5 指先を伸ばす（1～5をくり返し、タオルの端まで引き寄せる）

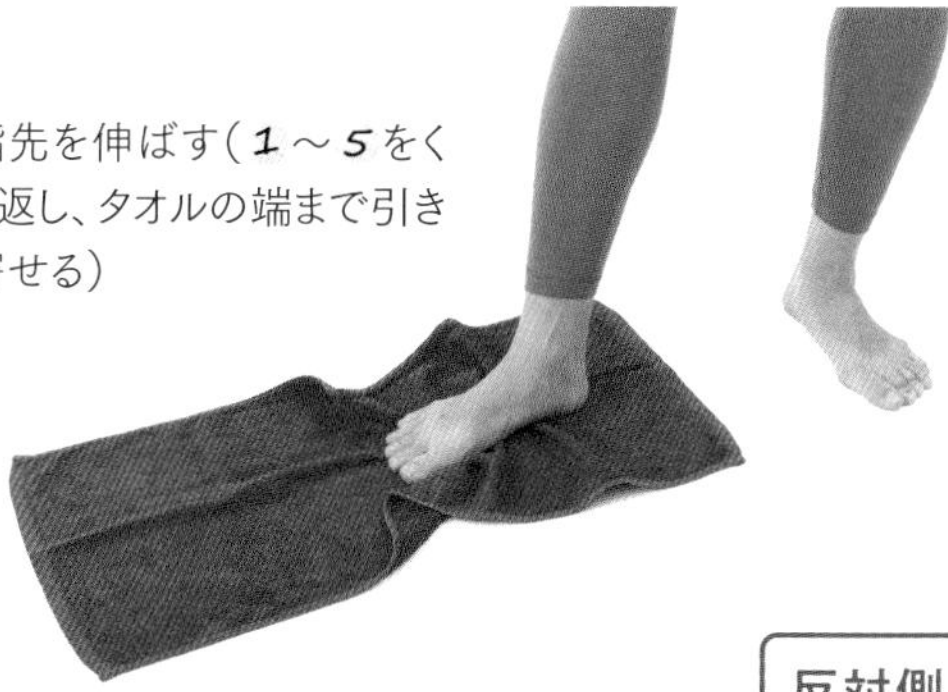

反対側も同様に

座位→立位→片足立ちの順に行うと
難易度が高くなります。

Chapter

3

バレエの動きで美を磨く

最終ステップは、常にエロンゲーションをしているバレエのレッスン。正しい姿勢に加え、所作の美しさを手に入れましょう。

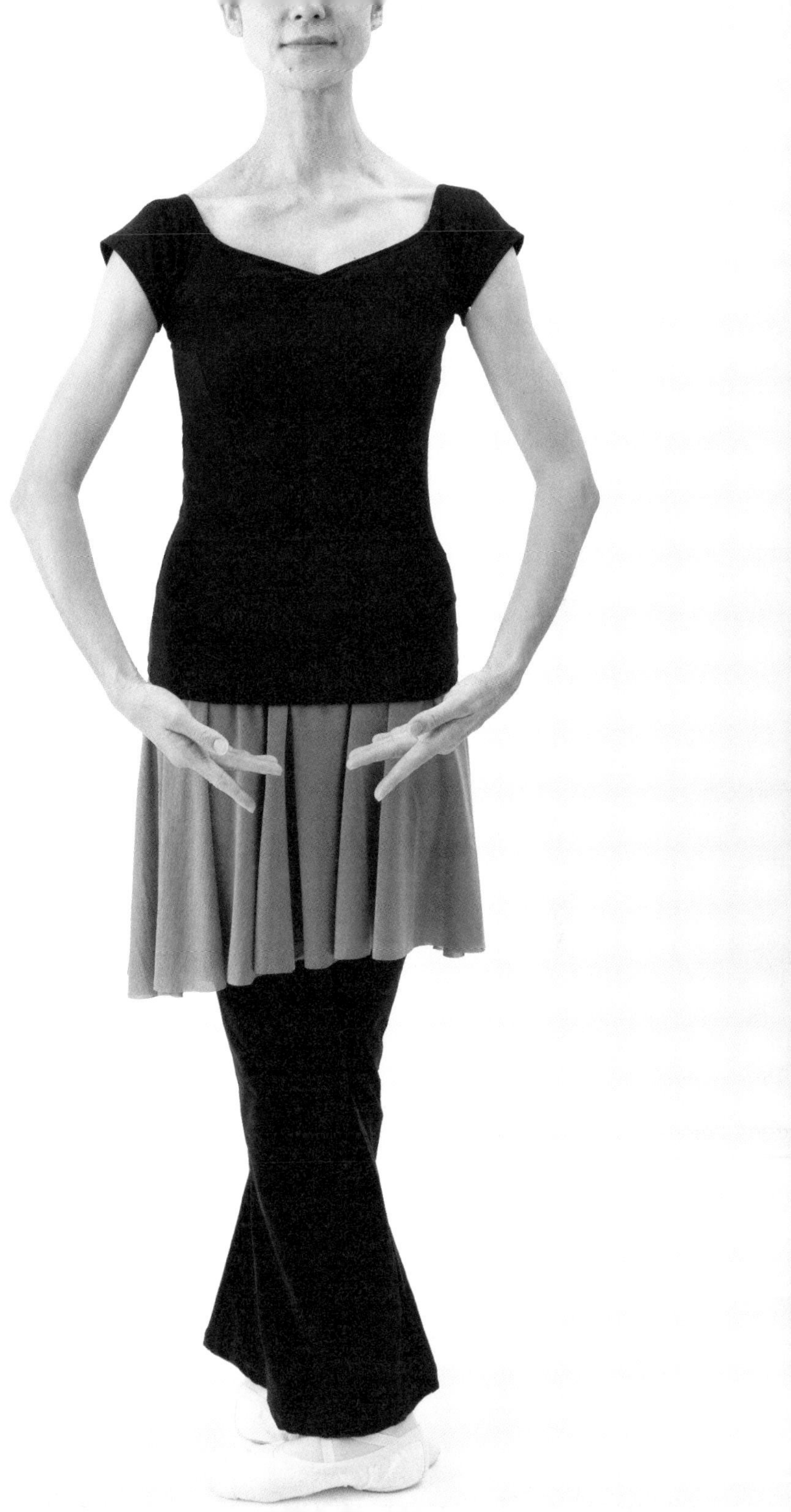

バレリーナの姿勢の秘密

バレリーナの凛とした姿勢は、自信があり、意欲にあふれているように見えます。バレエのレッスンでは、よく「もっと体を引き上げて」と指導されます。足裏で床を押して、頭が天井から引っ張られるエロンゲーションを意識しながら、体を動かしているのです。エロンゲーションすることで、ゴールデンラインが自然とつくられていきます。

表現の美しさを追求するためには、しなやかで強い体が必要です。そのためにはエロンゲーションをする必要があるため、バレエのレッスンでは、お腹や背中のコア、お尻や足の裏の筋肉が自然と鍛えられるのです。

ここでは、バレエの基本的な動き（ポーズ）を紹介します。バレリーナを参考に、美しい姿勢や所作を身につけましょう。

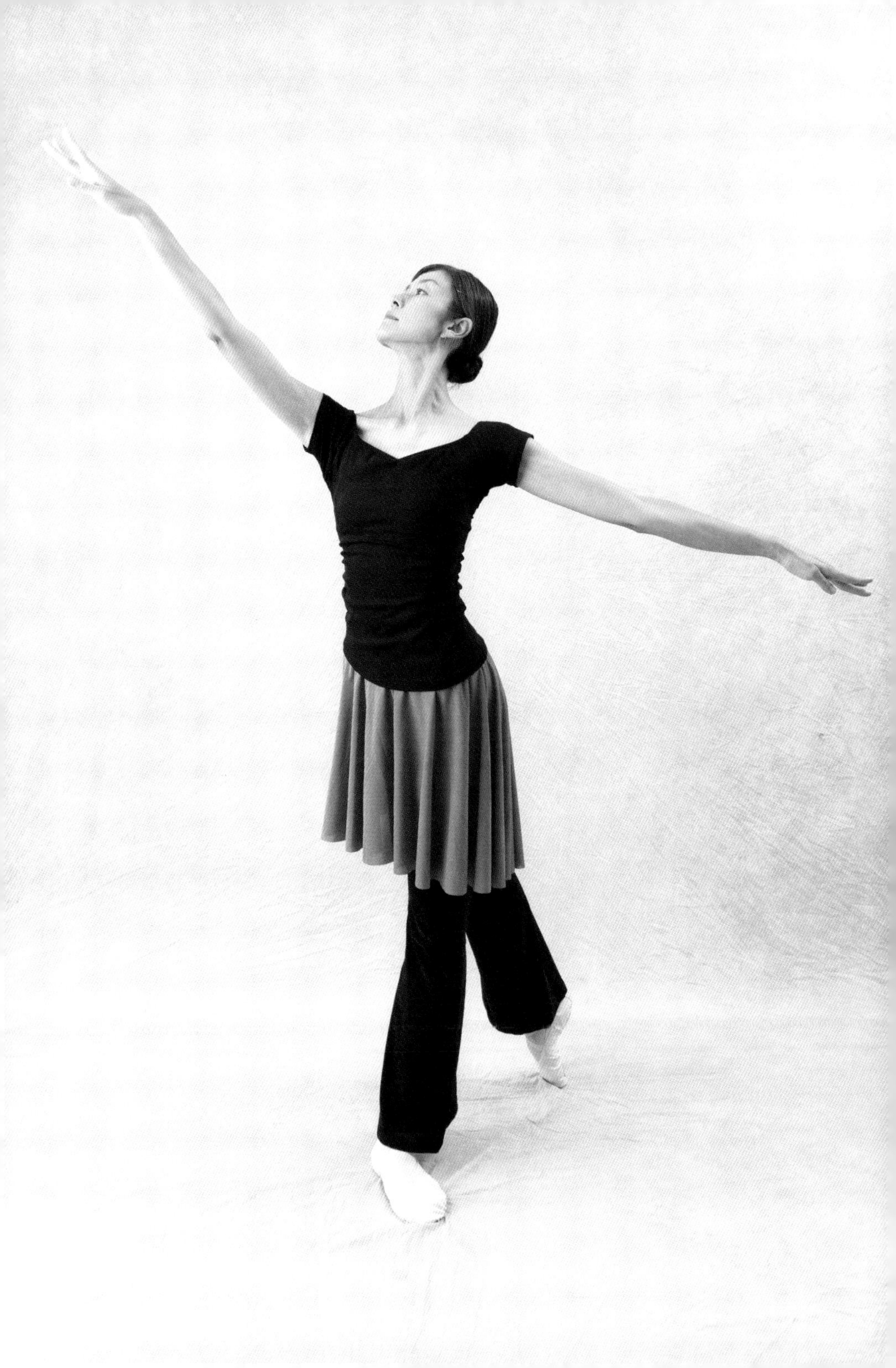

㊶プリエ

エロンゲーションしながら、両膝を曲げ伸ばしする動作です。

1 ゴールデンラインを意識してまっすぐ立つ

2 エロンゲーションしながらゆっくりと膝を曲げていく

3 足裏で床を押しながら膝を伸ばしていき、1のポジションに戻る

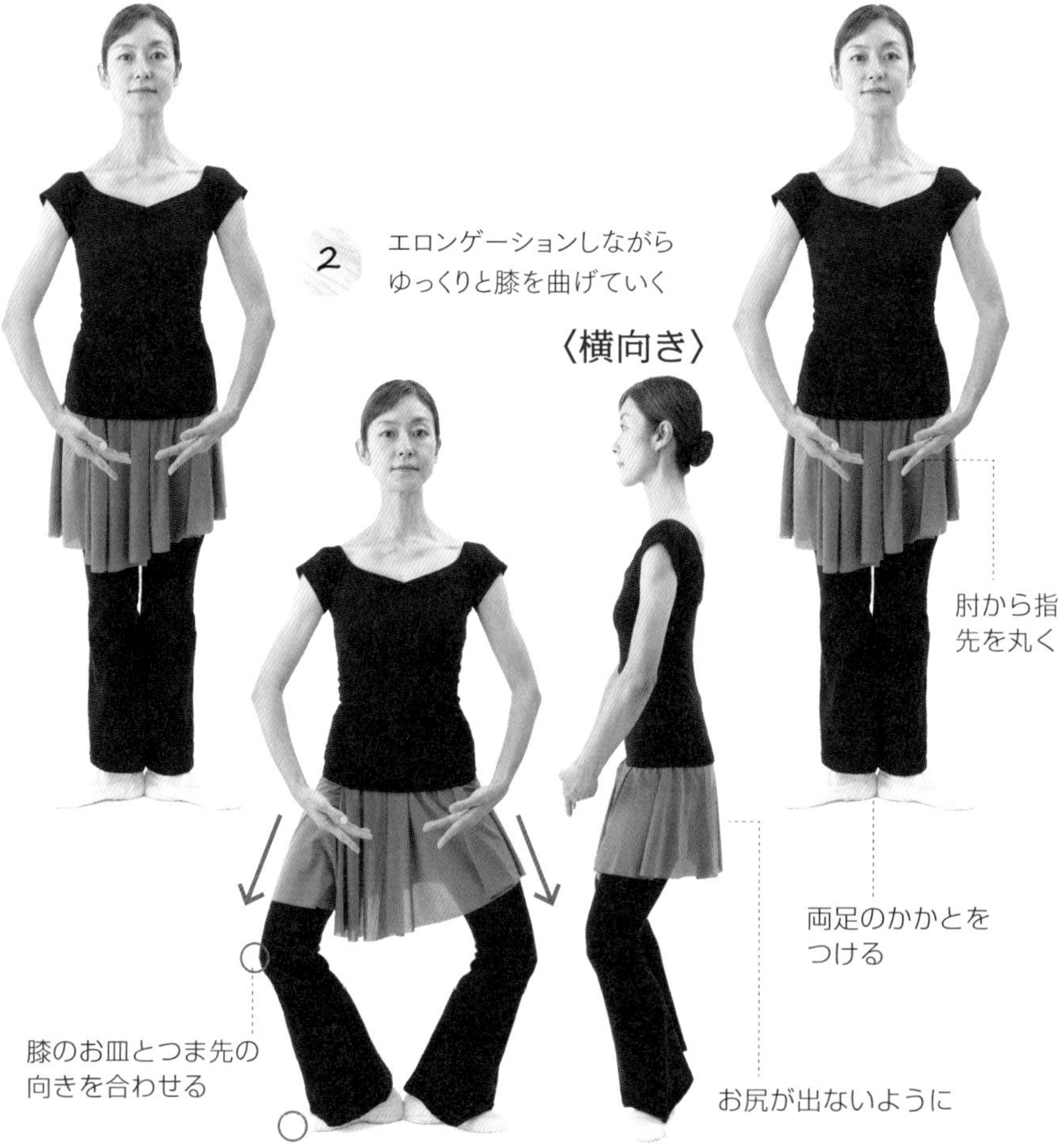
〈横向き〉
肘から指先を丸く
両足のかかとをつける
膝のお皿とつま先の向きを合わせる
お尻が出ないように

㊷ ルルベ

かかとを高く上げ、指の付け根で立つ動作です。

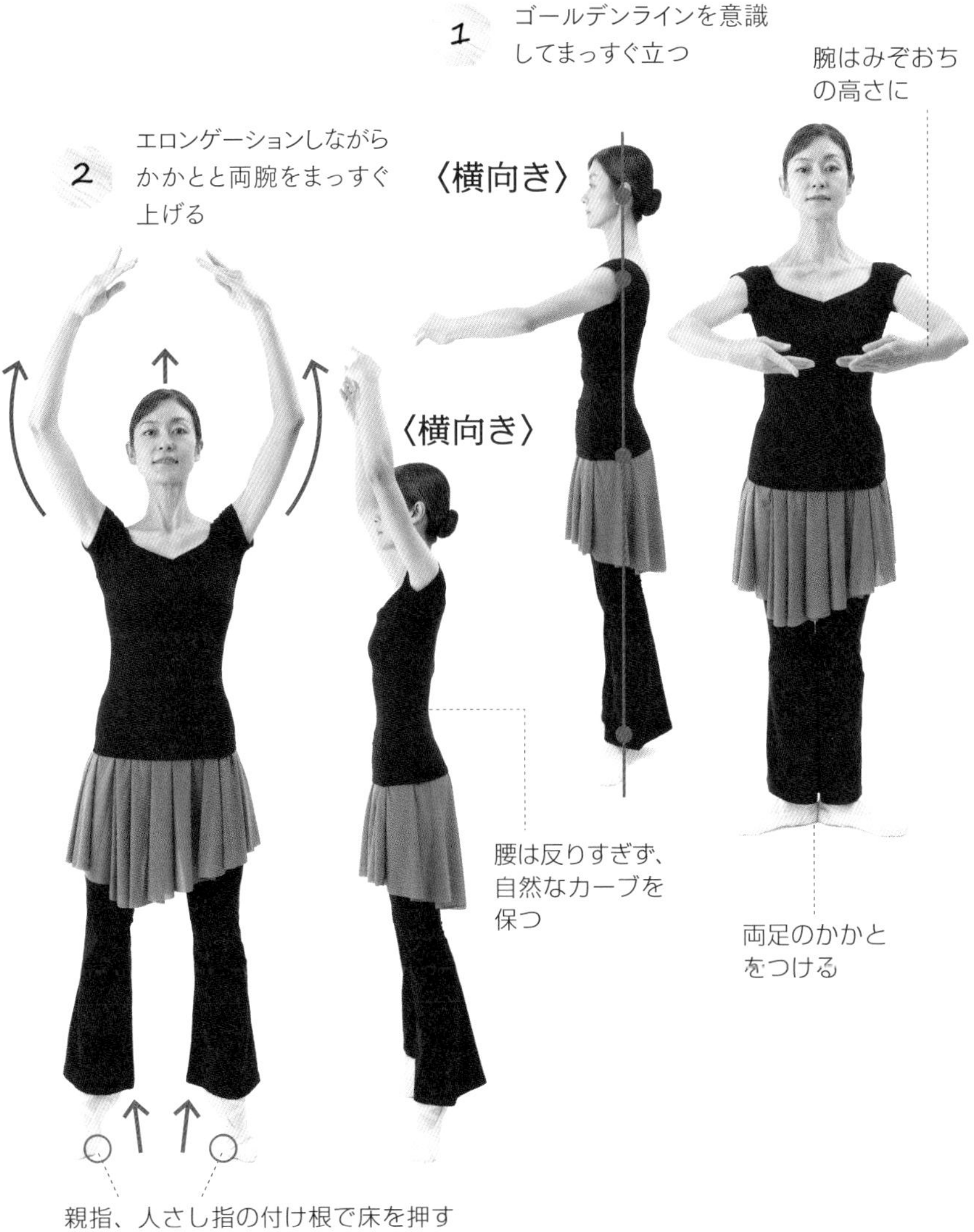
1
ゴールデンラインを意識
してまっすぐ立つ
腕はみぞおち
の高さに
〈横向き〉
両足のかかと
をつける
2
エロンゲーションしながら
かかとと両腕をまっすぐ
上げる
〈横向き〉
腰は反りすぎず、
自然なカーブを
保つ
親指、人さし指の付け根で床を押す

㊸タンジュ

片方の足の裏で床をすりながら、脚を外に出す動作です。

1 ゴールデンラインを意識して
まっすぐ立つ

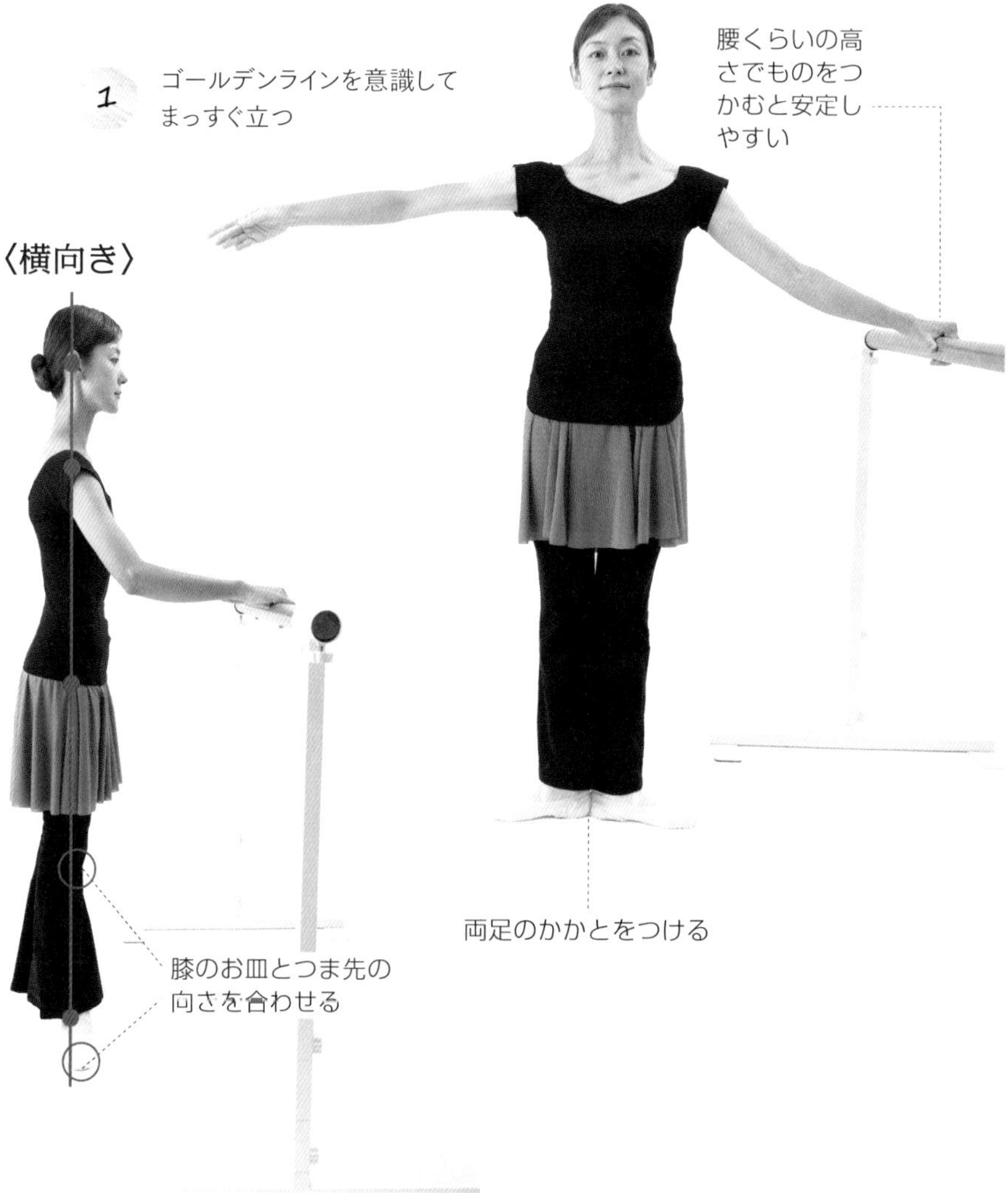
腰くらいの高
さでものをつ
かむと安定し
やすい
〈横向き〉
膝のお皿とつま先の
向きを合わせる
両足のかかとをつける

2 膝を伸ばしたまま床をすりながら、
右脚を外に出してつま先を伸ばす

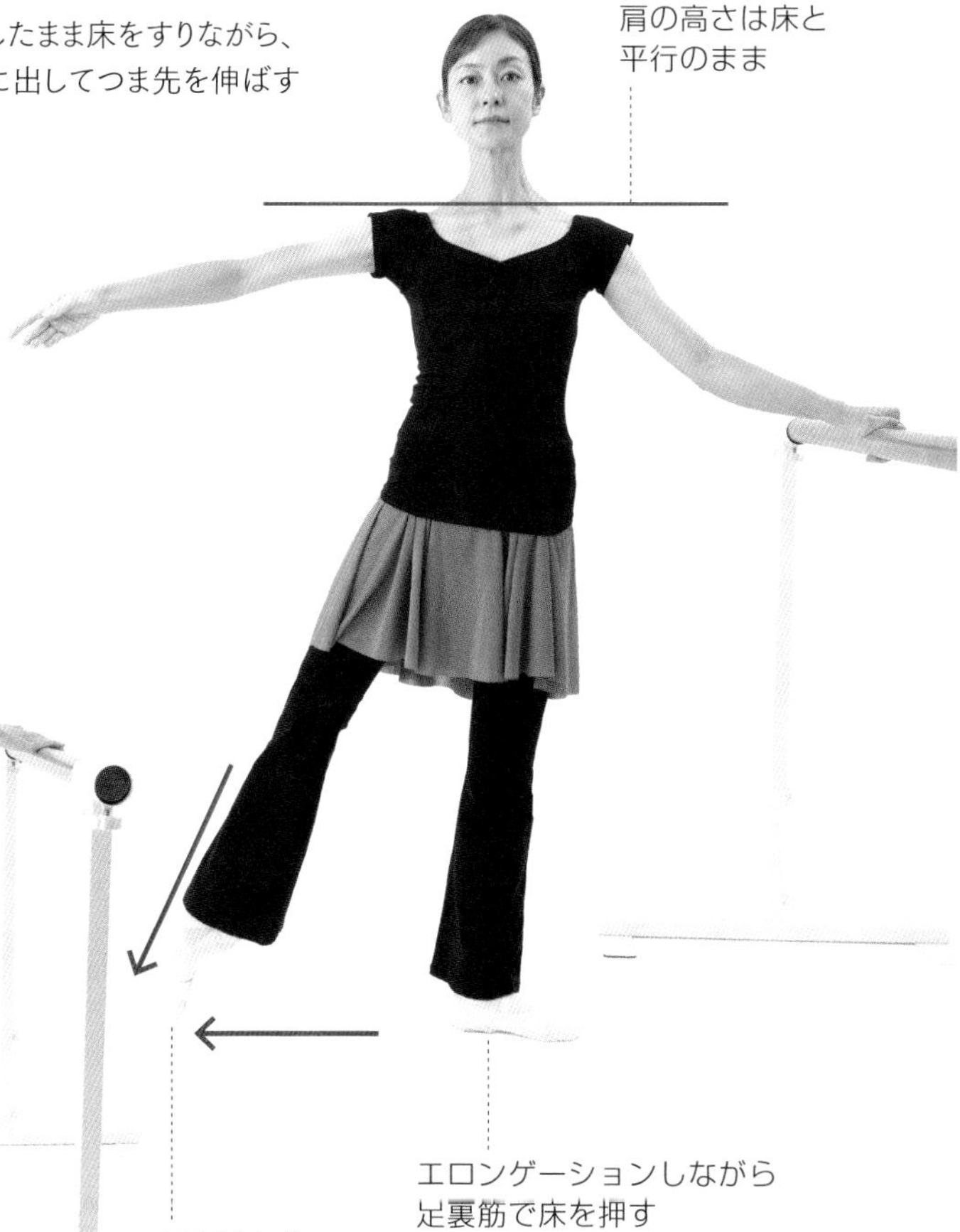
肩の高さは床と
平行のまま
エロンゲーションしながら
足裏筋で床を押す
足裏筋を使って
指先を伸ばす

〈横向き〉

腰は反りすぎず、
自然なカーブを保つ

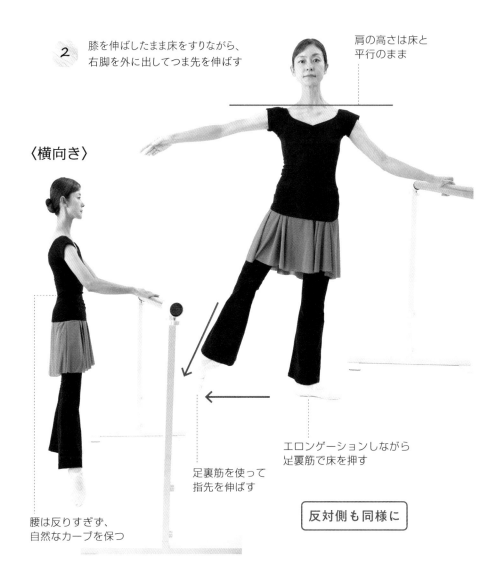

反対側も同様に

㊹ポールドブラ

腕をしなやかに動かす動作です。

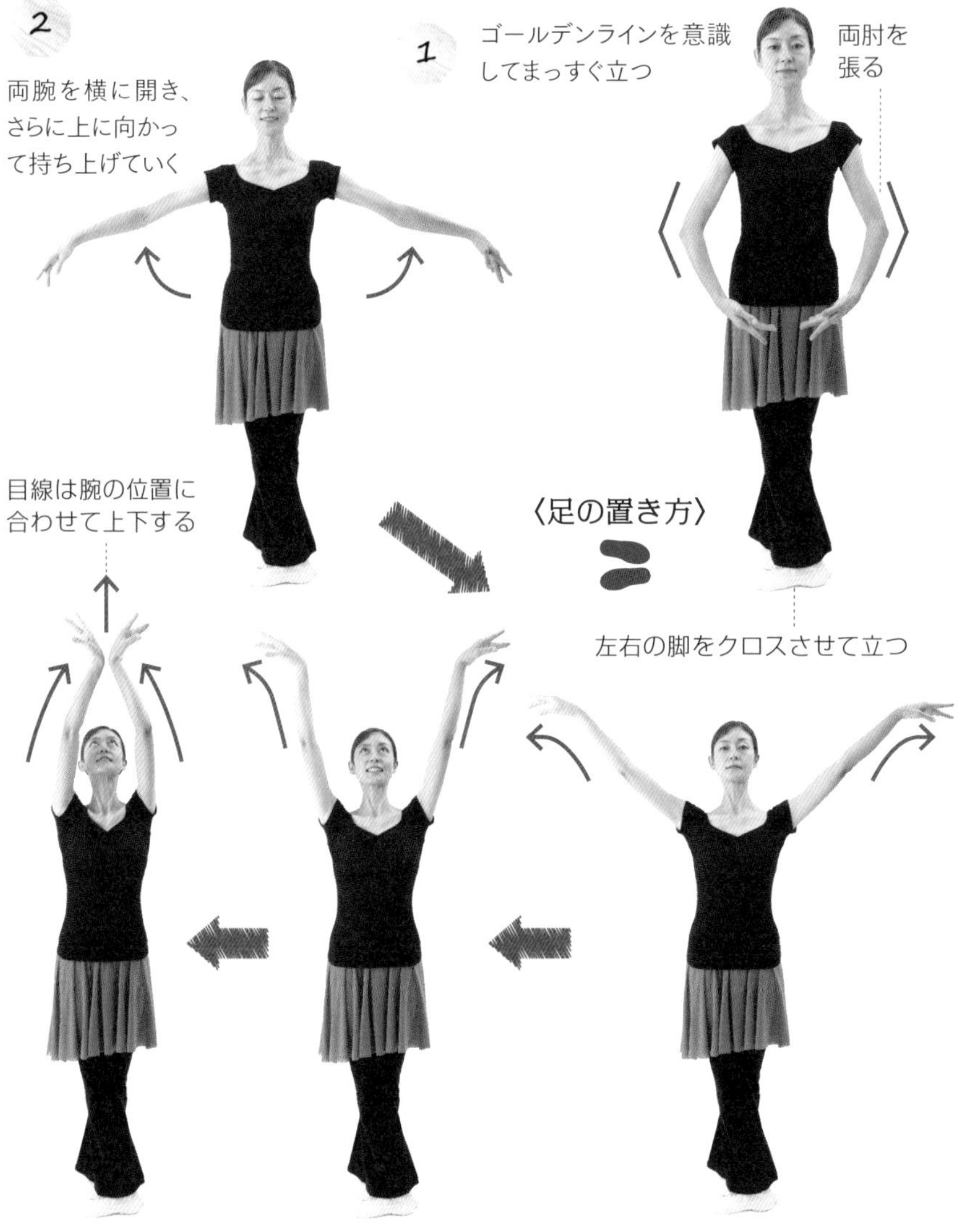

2
両腕を横に開き、
さらに上に向かって持ち上げていく
1
ゴールデンラインを意識してまっすぐ立つ
両肘を張る
目線は腕の位置に合わせて上下する
〈足の置き方〉
左右の脚をクロスさせて立つ

3 頭の上まで持ち上げたら、肘から手首の順に下げていく

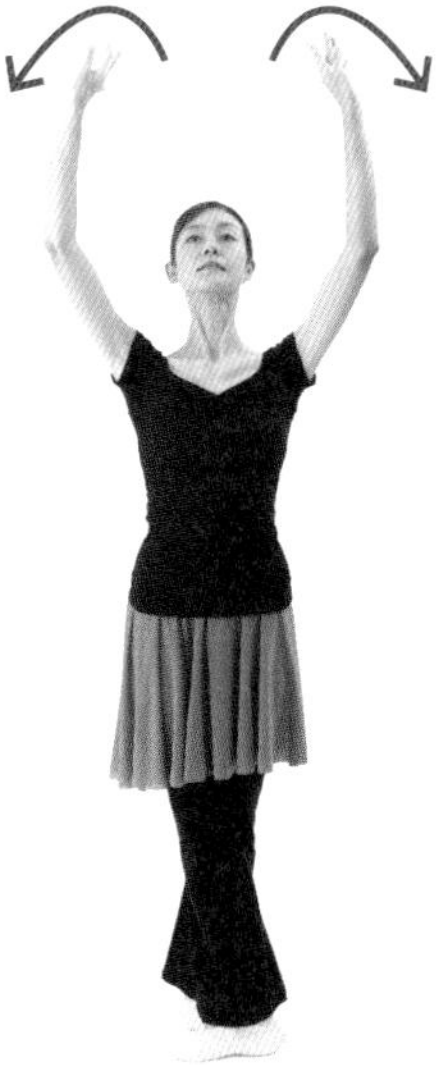

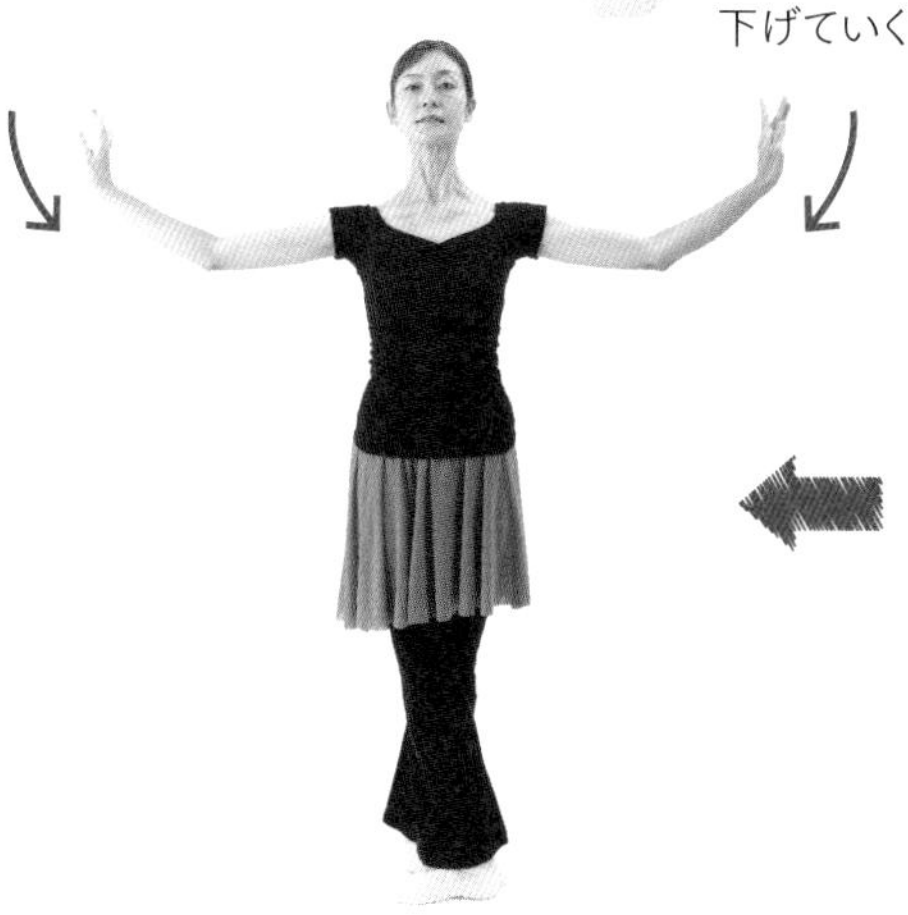

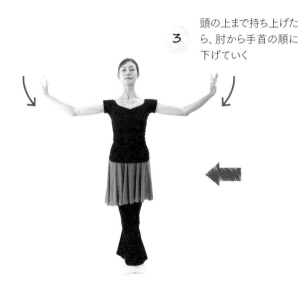

4 最後に手首を戻して**1**のポジションに戻る

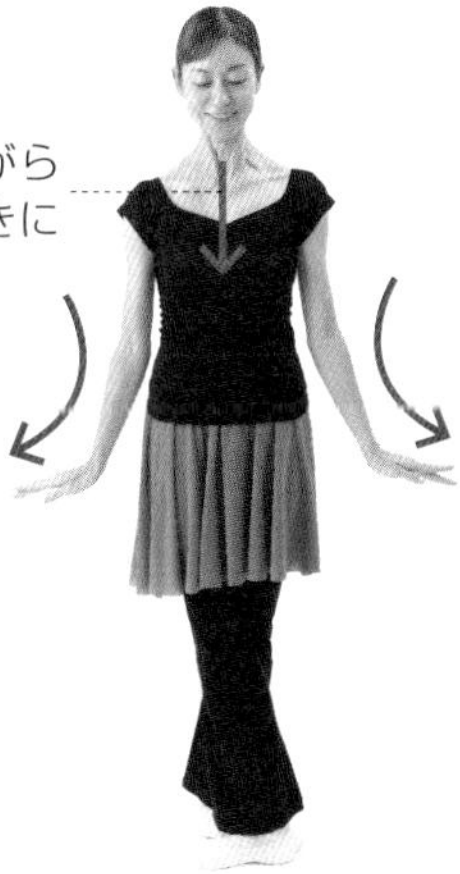

手を下げながら
目線は下向きに

エロンゲーションを意識して、肩甲骨から腕をしなやかに動かしましょう！

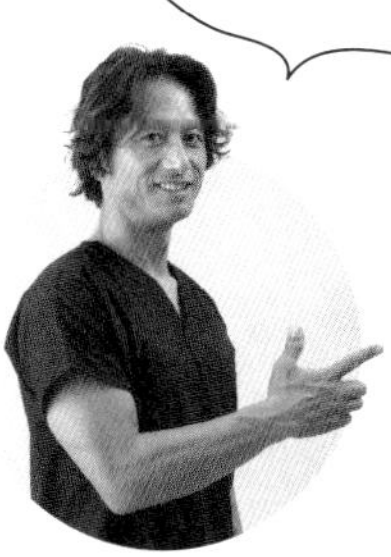

■著者紹介

伊集院 博（いじゅういん・ひろし）

1975年、神戸市生まれ。柔道整復師、鍼灸師、BESJピラティストレーナー。東北柔道専門学校（現仙台接骨医療専門学校）、関東鍼灸専門学校を卒業後、東京・千葉の整骨院での修行を経て、32歳で伊集院鍼灸整骨院を開業。バレリーナを中心に、年間2000人以上に施術を行っている。

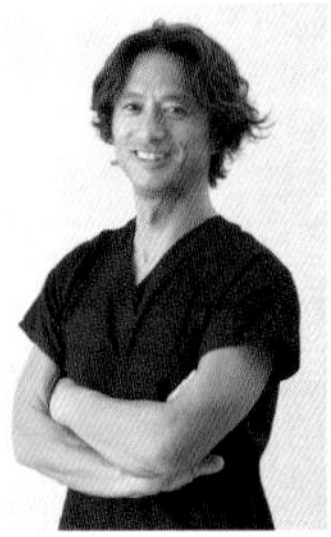

■スタッフ
編集・構成／造事務所
ブックデザイン／山口竜太（造事務所）
撮影／鈴木圭（フォトクリエイト）
モデル／柄本奈美
協力／いのうえりえ

ゴールデンライン
美しい姿勢をつくる44のレッスン

発行日　2024年3月27日　初版第1刷発行

著　　者　伊集院　博
発 行 人　須永　礼
発 行 所　株式会社メディアパル
〒162-8710
東京都新宿区東五軒町6-24
TEL. 03-5261-1171　FAX. 03-3235-4645

印刷・製本　中央精版印刷株式会社

ISBN978-4-8021-1082-2 C2075